田中通洋,小室文菜 編著

第二種衛生管理者免許試験対策

合格水準問題集

2023年度版＜追録＞

＜2023年4月公表分＞
試験問題と解答

　この追録には、公益財団法人安全衛生技術試験協会が
2023年4月に公表した「第二種衛生管理者免許試験」の試験
問題をそのまま収録し、巻末に模範解答を付けました。

公益社団法人 全国労働基準関係団体連合会

〔関係法令〕

問1　衛生管理者又は衛生推進者の選任について、法令に違反しているもの
　　　は次のうちどれか。

　　　ただし、衛生管理者の選任の特例はないものとする。

（1）常時200人の労働者を使用する医療業の事業場において、衛生工学衛
　　　生管理者免許を受けた者のうちから衛生管理者を1人選任している。

（2）常時200人の労働者を使用する旅館業の事業場において、第二種衛生
　　　管理者免許を有する者のうちから衛生管理者を1人選任している。

（3）常時60人の労働者を使用する電気業の事業場において、第二種衛生管
　　　理者免許を有する者のうちから衛生管理者を1人選任している。

（4）常時600人の労働者を使用する各種商品小売業の事業場において、3
　　　人の衛生管理者のうち2人を事業場に専属で第一種衛生管理者免許を有
　　　する者のうちから選任し、他の1人を事業場に専属でない労働衛生コン
　　　サルタントから選任している。

（5）常時1,200人の労働者を使用する各種商品卸売業の事業場において、
　　　第二種衛生管理者免許を有する者のうちから、衛生管理者を4人選任
　　　し、そのうち1人を専任の衛生管理者としているが、他の3人には他の
　　　業務を兼務させている。

問2　常時使用する労働者数が100人で、次の業種に属する事業場のうち、
　　　法令上、総括安全衛生管理者の選任が義務付けられていないものの業種
　　　はどれか。

（1）林業

（2）清掃業

（3）燃料小売業

（4）建設業

（5）運送業

問3　衛生委員会に関する次の記述のうち、法令上、正しいものはどれか。

（1）衛生委員会の議長は、衛生管理者である委員のうちから、事業者が指名しなければならない。

（2）産業医のうち衛生委員会の委員として指名することができるのは、当該事業場に専属の産業医に限られる。

（3）衛生管理者として選任しているが事業場に専属でない労働衛生コンサルタントを、衛生委員会の委員として指名することはできない。

（4）当該事業場の労働者で、作業環境測定を実施している作業環境測定士を衛生委員会の委員として指名することができる。

（5）衛生委員会は、毎月1回以上開催するようにし、議事で重要なものに係る記録を作成して、これを5年間保存しなければならない。

問4　労働安全衛生規則に基づく医師による健康診断に関する次の記述のうち、誤っているものはどれか。

（1）深夜業を含む業務に常時従事する労働者に対し、6か月以内ごとに1回、定期に、健康診断を行わなければならないが、胸部エックス線検査については、1年以内ごとに1回、定期に、行うことができる。

（2）雇入時の健康診断の項目のうち、聴力の検査は、1,000Hz及び4,000Hzの音について行わなければならない。

（3）雇入時の健康診断において、医師による健康診断を受けた後3か月を経過しない者が、その健康診断結果を証明する書面を提出したときは、その健康診断の項目に相当する項目を省略することができる。

（4）定期健康診断を受けた労働者に対し、健康診断を実施した日から3か月以内に、当該健康診断の結果を通知しなければならない。

（5）定期健康診断の結果に基づき健康診断個人票を作成して、これを5年間保存しなければならない。

問5　労働時間の状況等が一定の要件に該当する労働者に対して、法令により実施することが義務付けられている医師による面接指導に関する次の記述のうち、正しいものはどれか。

　　　ただし、新たな技術、商品又は役務の研究開発に係る業務に従事する者及び高度プロフェッショナル制度の対象者はいないものとする。

（1）面接指導の対象となる労働者の要件は、原則として、休憩時間を除き1週間当たり40時間を超えて労働させた場合におけるその超えた時間が1か月当たり80時間を超え、かつ、疲労の蓄積が認められる者であることとする。

（2）事業者は、面接指導を実施するため、タイムカードによる記録等の客観的な方法その他の適切な方法により、監督又は管理の地位にある者を除き、労働者の労働時間の状況を把握しなければならない。

（3）面接指導を行う医師として事業者が指定することのできる医師は、当該事業場の産業医に限られる。

（4）事業者は、面接指導の対象となる労働者の要件に該当する労働者から面接指導を受ける旨の申出があったときは、申出の日から3か月以内に、面接指導を行わなければならない。

（5）事業者は、面接指導の結果に基づき、当該面接指導の結果の記録を作成して、これを3年間保存しなければならない。

問6　事務室の設備の定期的な点検等に関する次の記述のうち、法令上、正しいものはどれか。

（1）機械による換気のための設備については、3か月以内ごとに1回、定期に、異常の有無を点検しなければならない。

（2）燃焼器具を使用するときは、発熱量が著しく少ないものを除き、1か月以内ごとに1回、定期に、異常の有無を点検しなければならない。

（3）空気調和設備内に設けられた排水受けについては、原則として、2か月以内ごとに1回、定期に、その汚れ及び閉塞の状況を点検しなければならない。

（4）空気調和設備の加湿装置については、原則として、2か月以内ごとに1回、定期に、その汚れの状況を点検しなければならない。

（5）空気調和設備の冷却塔及び冷却水については、原則として、1か月以
　　内ごとに1回、定期に、その汚れの状況を点検し、必要に応じ、その清
　　掃及び換水等を行わなければならない。

問7　労働安全衛生法に基づく心理的な負担の程度を把握するための検査に
　　ついて、医師及び保健師以外の検査の実施者として、次のAからDの者
　　のうち正しいものの組合せは（1）～（5）のうちどれか。
　　　ただし、実施者は、法定の研修を修了した者とする。
　　　A　公認心理師
　　　B　歯科医師
　　　C　衛生管理者
　　　D　産業カウンセラー
（1）A，B　　　　（2）A，D　　　　（3）B，C
（4）B，D　　　　（5）C，D

問8　事業場の建築物、施設等に関する措置について、労働安全衛生規則の
　　衛生基準に違反していないものは次のうちどれか。
（1）常時男性5人及び女性35人の労働者を使用している事業場で、男女共
　　用の休憩室のほかに、女性用の臥床することのできる休養室を設けてい
　　るが、男性用の休養室や休養所は設けていない。
（2）60人の労働者を常時就業させている屋内作業場の気積を、設備の占め
　　る容積及び床面から3mを超える高さにある空間を除き600m³としてい
　　る。
（3）労働衛生上の有害業務を有しない事業場において、窓その他の開口部
　　の直接外気に向かって開放することができる部分の面積が、常時床面積
　　の25分の1である屋内作業場に、換気設備を設けていない。
（4）事業場に附属する食堂の床面積を、食事の際の1人について、0.8m²
　　としている。
（5）日常行う清掃のほか、1年以内ごとに1回、定期に、統一的に大掃除
　　を行っている。

問9 労働基準法における労働時間等に関する次の記述のうち、正しいものはどれか。

（1）１日８時間を超えて労働させることができるのは、時間外労働の協定を締結し、これを所轄労働基準監督署長に届け出た場合に限られている。

（2）労働時間が８時間を超える場合においては、少なくとも45分の休憩時間を労働時間の途中に与えなければならない。

（3）機密の事務を取り扱う労働者に対する労働時間に関する規定の適用の除外については、所轄労働基準監督署長の許可を受けなければならない。

（4）フレックスタイム制の清算期間は、３か月以内の期間に限られる。

（5）満20歳未満の者については、時間外・休日労働をさせることはできない。

問10 週所定労働時間が25時間、週所定労働日数が４日である労働者であって、雇入れの日から起算して４年６か月継続勤務したものに対して、その後１年間に新たに与えなければならない年次有給休暇日数として、法令上、正しいものは次のうちどれか。

ただし、その労働者はその直前の１年間に全労働日の８割以上出勤したものとする。

（1）９日　　（2）10日　　（3）11日
（4）12日　　（5）13日

〔労働衛生〕

問11 室内に11人の人が入っている事務室において、二酸化炭素濃度を1,000ppm以下に保つために最小限必要な換気量（m³/h）に最も近いものは次のうちどれか。

ただし、外気の二酸化炭素濃度を400ppm、室内にいる人の１人当たりの呼出二酸化炭素量を0.02m³/hとする。

（1）19m³/h　　（2）37m³/h　　（3）190m³/h
（4）370m³/h　　（5）740m³/h

問12　温熱条件に関する次の記述のうち、誤っているものはどれか。

（1）温度感覚を左右する環境条件は、気温、湿度及びふく射（放射）熱の三つの要素で決まる。

（2）熱中症はⅠ度からⅢ度までに分類され、このうちⅢ度が最も重症である。

（3）ＷＢＧＴは、暑熱環境による熱ストレスの評価に用いられる指標で、日射がない場合は、自然湿球温度と黒球温度の測定値から算出される。

（4）ＷＢＧＴ基準値は、暑熱順化者に用いる値の方が、暑熱非順化者に用いる値より大きな値となる。

（5）相対湿度とは、空気中の水蒸気圧とその温度における飽和水蒸気圧との比を百分率で示したものである。

問13　労働衛生対策を進めるに当たっては、作業環境管理、作業管理及び健康管理が必要であるが、次のＡからＥの対策例について、作業管理に該当するものの組合せは（1）～（5）のうちどれか。

　　　Ａ　座位での情報機器作業における作業姿勢は、椅子に深く腰をかけて背もたれに背を十分あて、履き物の足裏全体が床に接した姿勢を基本とする。

　　　Ｂ　情報機器作業において、書類上及びキーボード上における照度を400ルクス程度とする。

　　　Ｃ　高温多湿作業場所において労働者を作業に従事させる場合には、計画的に、暑熱順化期間を設ける。

　　　Ｄ　空気調和設備を設け、事務室内の気温を調節する。

　　　Ｅ　介護作業等腰部に著しい負担のかかる作業に従事する労働者に対し、腰痛予防体操を実施させる。

（1）Ａ，Ｂ

（2）Ａ，Ｃ

（3）Ｂ，Ｅ

（4）Ｃ，Ｄ

（5）Ｄ，Ｅ

問14 厚生労働省の「労働者の心の健康の保持増進のための指針」に基づく
メンタルヘルス対策に関する次のAからDの記述について、誤っている
ものの組合せは（1）～（5）のうちどれか。

A メンタルヘルスケアを中長期的視点に立って継続的かつ計画的に行うた
め策定する「心の健康づくり計画」は、各事業場における労働安全衛生
に関する計画の中に位置付けることが望ましい。

B 「心の健康づくり計画」の策定に当たっては、プライバシー保護の観点
から、衛生委員会や安全衛生委員会での調査審議は避ける。

C 「セルフケア」、「家族によるケア」、「ラインによるケア」及び「事業場
外資源によるケア」の四つのケアを効果的に推進する。

D 「セルフケア」とは、労働者自身がストレスや心の健康について理解し、
自らのストレスを予防、軽減する、又はこれに対処することである。

（1）A，B
（2）A，C
（3）A，D
（4）B，C
（5）C，D

問15 厚生労働省の「職場における受動喫煙防止のためのガイドライン」に
おいて、「喫煙専用室」を設置する場合に満たすべき事項として定めら
れていないものは、次のうちどれか。

（1）喫煙専用室の出入口において、室外から室内に流入する空気の気流
が、0.2m/s以上であること。

（2）喫煙専用室の出入口における室外から室内に流入する空気の気流につ
いて、6か月以内ごとに1回、定期に測定すること。

（3）喫煙専用室のたばこの煙が室内から室外に流出しないよう、喫煙専用
室は、壁、天井等によって区画されていること。

（4）喫煙専用室のたばこの煙が屋外又は外部の場所に排気されているこ
と。

（5）喫煙専用室の出入口の見やすい箇所に必要事項を記載した標識を掲示
すること。

問16 労働衛生管理に用いられる統計に関する次の記述のうち、誤っているものはどれか。

（1）生体から得られたある指標が正規分布である場合、そのばらつきの程度は、平均値及び中央値によって表される。

（2）集団を比較する場合、調査の対象とした項目のデータの平均値が等しくても分散が異なっていれば、異なった特徴をもつ集団であると評価される。

（3）健康管理統計において、ある時点での集団に関するデータを静態データといい、「有所見率」は静態データの一つである。

（4）ある事象と健康事象との間に、統計上、一方が多いと他方も多いというような相関関係が認められたとしても、それらの間に因果関係があるとは限らない。

（5）健康診断において、対象人数、受診者数などのデータを計数データといい、身長、体重などのデータを計量データという。

問17 脳血管障害及び虚血性心疾患に関する次の記述のうち、誤っているものはどれか。

（1）出血性の脳血管障害は、脳表面のくも膜下腔に出血するくも膜下出血、脳実質内に出血する脳出血などに分類される。

（2）虚血性の脳血管障害である脳梗塞は、脳血管自体の動脈硬化性病変による脳塞栓症と、心臓や動脈壁の血栓が剥がれて脳血管を閉塞する脳血栓症に分類される。

（3）高血圧性脳症は、急激な血圧上昇が誘因となって、脳が腫脹する病気で、頭痛、悪心、嘔吐、意識障害、視力障害、けいれんなどの症状がみられる。

（4）虚血性心疾患は、心筋の一部分に可逆的な虚血が起こる狭心症と、不可逆的な心筋壊死が起こる心筋梗塞とに大別される。

（5）運動負荷心電図検査は、虚血性心疾患の発見に有用である。

問18　食中毒に関する次の記述のうち、誤っているものはどれか。
（1）黄色ブドウ球菌による食中毒は、食品に付着した菌が食品中で増殖した際に生じる毒素により発症する。
（2）サルモネラ菌による食中毒は、鶏卵が原因となることがある。
（3）腸炎ビブリオ菌は、熱に強い。
（4）ボツリヌス菌は、缶詰、真空パック食品など酸素のない食品中で増殖して毒性の強い神経毒を産生し、筋肉の麻痺症状を起こす。
（5）ノロウイルスの失活化には、煮沸消毒又は塩素系の消毒剤が効果的である。

問19　感染症に関する次の記述のうち、誤っているものはどれか。
（1）人間の抵抗力が低下した場合は、通常、多くの人には影響を及ぼさない病原体が病気を発症させることがあり、これを日和見感染という。
（2）感染が成立しているが、症状が現れない状態が継続することを不顕性感染という。
（3）感染が成立し、症状が現れるまでの人をキャリアといい、感染したことに気付かずに病原体をばらまく感染源になることがある。
（4）感染源の人が咳やくしゃみをして、唾液などに混じった病原体が飛散することにより感染することを空気感染といい、インフルエンザや普通感冒の代表的な感染経路である。
（5）インフルエンザウイルスにはA型、B型及びC型の三つの型があるが、流行の原因となるのは、主として、A型及びB型である。

問20　厚生労働省の「事業場における労働者の健康保持増進のための指針」
　　　に基づく健康保持増進対策に関する次の記述のうち、適切でないものは
　　　どれか。
（1）健康保持増進対策の推進に当たっては、事業者が労働者等の意見を聴
　　　きつつ事業場の実態に即した取組を行うため、労使、産業医、衛生管理
　　　者等で構成される衛生委員会等を活用する。
（2）健康測定の結果に基づき行う健康指導には、運動指導、メンタルヘル
　　　スケア、栄養指導、口腔保健指導、保健指導が含まれる。
（3）健康保持増進措置は、主に生活習慣上の課題を有する労働者の健康状
　　　態の改善を目指すために個々の労働者に対して実施するものと、事業場
　　　全体の健康状態の改善や健康増進に係る取組の活性化等、生活習慣上の
　　　課題の有無に関わらず労働者を集団として捉えて実施するものがある。
（4）健康保持増進に関する課題の把握や目標の設定等においては、労働者
　　　の健康状態等を客観的に把握できる数値を活用することが望ましい。
（5）健康測定とは、健康指導を行うために実施される調査、測定等のこと
　　　をいい、疾病の早期発見に重点をおいた健康診断の各項目の結果を健康
　　　測定に活用することはできない。

〔労働生理〕

問21　呼吸に関する次の記述のうち、正しいものはどれか。
（1）呼吸は、胸膜が運動することで胸腔内の圧力を変化させ、肺を受動的
　　　に伸縮させることにより行われる。
（2）肺胞内の空気と肺胞を取り巻く毛細血管中の血液との間で行われるガ
　　　ス交換は、内呼吸である。
（3）成人の呼吸数は、通常、1分間に16〜20回であるが、食事、入浴、
　　　発熱などによって増加する。
（4）チェーンストークス呼吸とは、肺機能の低下により呼吸数が増加した
　　　状態をいい、喫煙が原因となることが多い。
（5）身体活動時には、血液中の窒素分圧の上昇により呼吸中枢が刺激さ
　　　れ、1回換気量及び呼吸数が増加する。

問22 心臓及び血液循環に関する次の記述のうち、誤っているものはどれか。

（1）心臓は、自律神経の中枢で発生した刺激が刺激伝導系を介して心筋に伝わることにより、規則正しく収縮と拡張を繰り返す。

（2）肺循環により左心房に戻ってきた血液は、左心室を経て大動脈に入る。

（3）大動脈を流れる血液は動脈血であるが、肺動脈を流れる血液は静脈血である。

（4）心臓の拍動による動脈圧の変動を末梢の動脈で触知したものを脈拍といい、一般に、手首の橈骨動脈で触知する。

（5）心臓自体は、大動脈の起始部から出る冠動脈によって酸素や栄養分の供給を受けている。

問23 下の図は、脳などの正中縦断面であるが、図中に   で示すAからEの部位に関する次の記述のうち、誤っているものはどれか。

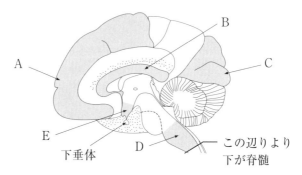

（1）Aは、大脳皮質の前頭葉で、運動機能中枢、運動性言語中枢及び精神機能中枢がある。

（2）Bは、小脳で、体の平衡を保つ中枢がある。

（3）Cは、大脳皮質の後頭葉で、視覚中枢がある。

（4）Dは、延髄で、呼吸運動、循環器官・消化器官の働きなど、生命維持に重要な機能の中枢がある。

（5）Eは、間脳の視床下部で、自律神経系の中枢がある。

問24 摂取した食物中の炭水化物（糖質）、脂質及び蛋白質を分解する消化
酵素の組合せとして、正しいものは次のうちどれか。

	炭水化物（糖質）	脂質	蛋白質
（1）	マルターゼ	リパーゼ	トリプシン
（2）	トリプシン	アミラーゼ	ペプシン
（3）	ペプシン	マルターゼ	トリプシン
（4）	ペプシン	リパーゼ	マルターゼ
（5）	アミラーゼ	トリプシン	リパーゼ

問25 腎臓・泌尿器系に関する次の記述のうち、誤っているものはどれか。
（1）糸球体では、血液中の蛋白質以外の血漿成分がボウマン嚢に濾し出
され、原尿が生成される。
（2）尿細管では、原尿に含まれる大部分の水分、電解質、栄養分などが血
液中に再吸収される。
（3）尿の生成・排出により、体内の水分の量やナトリウムなどの電解質の
濃度を調節するとともに、生命活動によって生じた不要な物質を排出する。
（4）尿の約95％は水分で、約5％が固形物であるが、その成分は全身の健
康状態をよく反映するので、尿検査は健康診断などで広く行われている。
（5）血液中の尿素窒素（ＢＵＮ）の値が低くなる場合は、腎臓の機能の低
下が考えられる。

問26 血液に関する次の記述のうち、誤っているものはどれか。
（1）血液は、血漿と有形成分から成り、有形成分は赤血球、白血球及び血
小板から成る。
（2）血漿中の蛋白質のうち、グロブリンは血液浸透圧の維持に関与し、
アルブミンは免疫物質の抗体を含む。
（3）血液中に占める血球（主に赤血球）の容積の割合をヘマトクリットと
いい、男性で約45％、女性で約40％である。
（4）血液の凝固は、血漿中のフィブリノーゲンがフィブリンに変化し、
赤血球などが絡みついて固まる現象である。
（5）ＡＢＯ式血液型は、赤血球の血液型分類の一つで、Ａ型の血清は抗Ｂ
抗体を持つ。

問27 感覚又は感覚器に関する次の記述のうち、誤っているものはどれか。

（1）眼軸が短過ぎるために、平行光線が網膜の後方で像を結ぶものを遠視という。

（2）嗅覚と味覚は化学感覚ともいわれ、物質の化学的性質を認知する感覚である。

（3）温度感覚は、皮膚のほか口腔などの粘膜にも存在し、一般に温覚の方が冷覚よりも鋭敏である。

（4）深部感覚は、筋肉や腱にある受容器から得られる身体各部の位置、運動などを認識する感覚である。

（5）中耳にある鼓室は、耳管によって咽頭に通じており、その内圧は外気圧と等しく保たれている。

問28 免疫に関する次の記述のうち、誤っているものはどれか。

（1）抗原とは、免疫に関係する細胞によって異物として認識される物質のことである。

（2）抗原となる物質には、蛋白質、糖質などがある。

（3）抗原に対する免疫が、逆に、人体の組織や細胞に傷害を与えてしまうことをアレルギーといい、主なアレルギー性疾患としては、気管支ぜんそく、アトピー性皮膚炎などがある。

（4）免疫の機能が失われたり低下したりすることを免疫不全といい、免疫不全になると、感染症にかかりやすくなったり、がんに罹患しやすくなったりする。

（5）免疫には、リンパ球が産生する抗体によって病原体を攻撃する細胞性免疫と、リンパ球などが直接に病原体などを取り込んで排除する体液性免疫の二つがある。

問29　筋肉に関する次の記述のうち、正しいものはどれか。

（1）横紋筋は、骨に付着して身体の運動の原動力となる筋肉で意志によって動かすことができるが、平滑筋は、心筋などの内臓に存在する筋肉で意志によって動かすことができない。

（2）筋肉は神経からの刺激によって収縮するが、神経より疲労しにくい。

（3）荷物を持ち上げたり、屈伸運動を行うときは、筋肉が長さを変えずに外力に抵抗して筋力を発生させる等尺性収縮が生じている。

（4）強い力を必要とする運動を続けていると、筋肉を構成する個々の筋線維の太さは変わらないが、その数が増えることによって筋肉が太くなり筋力が増強する。

（5）筋肉自体が収縮して出す最大筋力は、筋肉の断面積 1 cm² 当たりの平均値をとると、性差、年齢差がほとんどない。

問30　睡眠に関する次の記述のうち、誤っているものはどれか。

（1）入眠の直後にはノンレム睡眠が生じ、これが不十分な時には、日中に眠気を催しやすい。

（2）副交感神経系は、身体の機能を回復に向けて働く神経系で、休息や睡眠状態で活動が高まり、心拍数を減少し、消化管の運動を亢進する。

（3）睡眠と覚醒のリズムは、体内時計により約1日の周期に調節されており、体内時計の周期を外界の24時間周期に適切に同調させることができないために生じる睡眠の障害を、概日リズム睡眠障害という。

（4）睡眠と食事は深く関係しているため、就寝直前の過食は、肥満のほか不眠を招くことになる。

（5）脳下垂体から分泌されるセクレチンは、夜間に分泌が上昇するホルモンで、睡眠と覚醒のリズムの調節に関与している。

解答

問 1 (3) 問 2 (3) 問 3 (4) 問 4 (4) 問 5 (1) 問 6 (5) 問 7 (1) 問 8 (2)

問 9 (4) 問10(4) 問11(4) 問12(1) 問13(2) 問14(4) 問15(2) 問16(1)

問17(2) 問18(3) 問19(4) 問20(5) 問21(3) 問22(1) 問23(2) 問24(1)

問25(5) 問26(2) 問27(3) 問28(5) 問29(5) 問30(5)

第二種衛生管理者免許試験対策
合格水準問題集　2023年度版＜追録＞

発　行　公益社団法人全国労働基準関係団体連合会
発売元　労働調査会

第二種 衛生管理者

免許試験対策

2023年度版

合格水準問題集

田中通洋, 小室文菜 編著

公益社団法人 全国労働基準関係団体連合会

は じ め に

　本書は、第二種衛生管理者免許試験の受験者が受験勉強の総仕上げや直前対策にご活用いただくことを目的に編集した問題集です。受験日直前の1週間、通勤電車の中や職場でのお昼休みなどを活用し、問題を解きながら合格のための最重要ポイントの確認を行ってください。

　本書に収録した試験問題は、公益財団法人安全衛生技術試験協会がホームページ上で毎年4月と10月に公表している「過去に出題された問題」です。2022年10月に公表された問題を含めて、合計5回分の問題を収録していますので、1日に1回分の問題に目を通すと、月曜日から金曜日までの5日間で終了できるように構成されています。

　2010（平成22）年度版から、受験者から寄せられた生の情報を整理・分析した「衛生管理者免許試験　最新情報」のコーナーを設けました。ぜひ参考にしてください。

　なお、試験問題については、原則として公表されたとおりに掲載しましたが、問題公表後に施行された法令改正の内容、ならびに語句が変わった部分など（2022年12月現在）を反映させるために一部表現を改めた箇所があります。

　本書を活用し、合格の栄冠を勝ち取られることを心よりお祈りしております。

　2023年1月

編著者

目　次

＜令和４年10月公表分＞試験問題と解答・解説

＜令和４年４月公表分＞試験問題と解答・解説

＜令和３年10月公表分＞試験問題と解答・解説

＜令和３年４月公表分＞試験問題と解答・解説

<＜令和 2 年 10 月公表分＞試験問題と解答・解説

ワンポイントコラム

衛生管理者免許試験のあらまし

　業種を問わず、常時50人以上の労働者を使用する事業場では衛生管理者を選任しなければなりません（労働安全衛生法第12条）。

　衛生管理者免許には大きく分けて「第一種衛生管理者免許」と「第二種衛生管理者免許」があります。このうち、第一種衛生管理者免許を持っていれば、すべての業種の事業場で衛生管理者を務めることができます。一方、第二種衛生管理者免許は、第３次産業など有害業務と関連の少ない業種に限って衛生管理者を務めることができる資格です。小売業や、製造業であっても本社部門などの場合は、第二種衛生管理者免許を持っていれば衛生管理者になることができます。

　衛生管理者免許試験は、第一種・第二種とも「労働衛生」「労働生理」「関係法令」の３科目からなっていますが、**試験に合格するには、各科目ごとの得点が40％以上で、かつ、3科目の合計点が60％以上である必要があります**。

　第二種衛生管理者免許試験の配点は以下のとおりです。

試験科目	出題数（配点）
労働衛生 労働生理 関係法令	10問（100点） 10問（100点） 10問（100点）
合計	30問（300点）

　衛生管理者免許試験は、全国に７か所ある、安全衛生技術センターで月に数回実施されています。センターの所在地や試験の内容などについては、公益財団法人安全衛生技術試験協会（本部／東京都千代田区、TEL03-5275-1088）のホームページをご覧ください。

　安全衛生技術試験協会のURL　https://www.exam.or.jp/

本 書 の 使 い 方
～受験勉強の進め方のご提案とともに～

　本書は第二種衛生管理者免許試験の受験対策用の問題集ですが、特に総仕上げのためにご活用いただくことを念頭に構成しました。

　具体的な使い方としては、①本試験と同じように解答時間を区切るなどして、実戦形式で試験問題に向き合う、②１問ごとに解答・解説を確認し、重要ポイントを適確に押さえる、③弱点を克服するために、本文中の「関連問題」を手掛かりに類題を続けて解く――などを想定しています。

　また、受験勉強のためにまとまった時間を確保できない方のために、通勤電車の中や会社のお昼休みといった、ちょっとした時間を有効に活用できるよう、問題を掲載したページをめくった、そのすぐ裏のページに解答・解説を載せてすぐに参照できるようにしました。

　そして、合格を目指すうえで最新の公表問題をまずきちんと修得することが大事になること、さらに新たなタイプの問題が公表されていることを踏まえて、公表が新しい問題から順に掲載しています。

　どのような使い方をしても、本書を反復して活用し、解答・解説のページにまとめた「重要ポイント」を確実に押さえるだけで、「合格水準」に到達するために必要な知識を習得することができます。

　この合格水準という言葉については、多少、説明が必要だと思います。衛生管理者免許試験は全体として60％の正答率を求めている試験です。正答率６割を超えれば合格水準をクリアしたことになります。つまり、100％の正答率が求められる試験ではないのです。ですから受験勉強に際しても80％くらいの正答率を目指すのが現実的な対応だと言えるでしょう。100％を目標に置く勉強と、80％を目標に置く勉強とでは方法が異なります。あまりにも難解な問題に出会ったら「まぁいいか」ぐらいの気持ちで、ぜひ気を楽にして受験勉強に、そして試験に臨み、合格水準をクリアしてください。

なお、本書で学ぶ前に、受験対策用の参考書で基本的な知識を学んでおけば、合格がより確実なものとなることは言うまでもありません。

　さて、ここでは私たちの経験上、より理想的だと考えられる勉強の進めかたをご紹介しましょう。

　衛生管理者免許試験に限らず、受験勉強の目的の第一は、試験に合格することです。しかし、そのことに固執するばかりでは、「衛生管理者として最低限必要な知識」の表面をなぞっただけで、本質的な知識の習得にはなり得ない危険性もあります。貴重な時間を費やして試験に合格したにも関わらず、「資格をとった」という自己満足だけで終わってしまっては残念です。産業現場では資格を持っているというだけでは何の価値もなく、その資格にふさわしい知識を実際に身に付けているかどうかが、あらゆる場面で問われているはずです。

　したがって、受験勉強においてもそのことを少し意識してみることをお勧めします。

　例えば、本書をベースにおいて受験勉強を進めるのであれば、本書に書かれている問題の内容（「正しい」あるいは「間違い」として、その問題の正解となっている選択肢のみではなく、全ての選択肢の内容）を、信頼のおける参考書で丹念に調べ、関係箇所をよく読んで理解するようにしてみてはいかがでしょうか？

　私たちは、本書に掲載した過去に出題された問題を丹念に調べることで、本質的な知識の多くを習得できると考えています。なぜなら、試験はそもそも本質的な知識、すなわち衛生管理者として最低限必要な知識を持っているかどうかを試すために行われているからです。出題頻度の高いテーマは、イコール比較的多くの産業現場で関係するテーマであり、またそれを学ぶことによって衛生管理者として最低限必要な知識を習得できるというわけです。受験勉強を進めるに当たっては、本書オリジナルの「公表問題出題傾向分析」もぜひ参考にしてください。

　さて、受験勉強はどの程度の期間が必要なのでしょうか？　毎日勉強できる人、土日だけしか勉強できない人など、人によってスタイルが異なるため、一

概には言えません。ただし、この試験の内容を考えると、1年から2年といった長期間を費やして取り組むものではありません。1～2か月といった、短期集中型で取り組むことをお勧めします。

解答・解説中の略称

◎法令：関係法令に関する問題の趣旨を理解する上で役立つと思われる代表的な法令をピックアップしました。お手元にある法令集などで内容を調べてみてください。
◎関連問題：趣旨が同じ問題をまとめてみました。例えば、「R2.10.問10」とある場合は、「令和2年10月公表分の問題の問10」を指します。

法令等の略称

安衛法：労働安全衛生法　　　　　事務所則：事務所衛生基準規則
安衛令：労働安全衛生法施行令　　労基法：労働基準法
安衛則：労働安全衛生規則

公表問題出題傾向分析

1. 関係法令	2. 労働衛生	3. 労働生理

出題内容			試験問題公表年月
Ⅰ 労働安全衛生法および 関係法令に関する問題	1 労働安全衛生法	総則	
		安全衛生管理体制	
		建築物貸与者の措置等	
		安全衛生教育	
		健康診断等	
		健康の保持増進等	
		監督署への提出書類、手続きなど	
	2 労働安全衛生関係省令	労働安全衛生規則	
		事務所衛生基準規則	
Ⅱ 労働基準法に関する問題		総則	
		労働契約	
		賃金	
		労働時間、休憩及び休日	
		年次有給休暇	
		女性及び年少者	
		災害補償	
		就業規則及び寄宿舎	

	H30.4	H30.10	H31.4	R1.10	R2.4	R2.10	R3.4	R3.10	R4.4	R4.10	出題回数
											2
	○○○	○○○	○○○	○○○	○○○	○○○	○○○	○○○	○○○	○○○	119
											0
	○	○	○	○	○	○	○	○	○		40
	○○	○○	○○	○○	○○	○○	○○	○○	○	○○	78
									○	○	2
											15
	○	○	○	○		○	○	○	○	○	47
	○	○	○	○	○○	○	○	○	○	○	49
											0
											6
											3
	○	○				○	○	○			28
		○						○	○	○	15
	○		○○	○○	○○	○	○		○	○	20
											0
											16

「出題回数」は平成13年3月〜令和4年10月に公表された44回分の試験問題から集計

1. 関係法令	2. 労働衛生	3. 労働生理

出題内容		試験問題公表年月
I 「衛生管理体制」に関する問題		衛生管理体制
II 「作業環境要素」および「職業性疾病」に関する問題	1 一般作業環境	温熱環境
		視環境（採光、照明、彩色など）
		情報機器作業
	2 有害生物とそれによる職業性疾病	食中毒
		感染症他
	3 作業要因とそれによる職業性疾病	作業要因
		作業要因とそれによる職業性疾病（腰痛他）
III 「作業環境管理」に関する問題		作業環境管理の意義と目的
		事務室等の作業環境管理
IV 「快適な職場環境の形成」に関する問題		快適職場づくり
V 「作業管理」に関する問題		作業管理
VI 「健康管理」に関する問題		健康管理
VII 「健康の保持増進対策」に関する問題		健康の保持増進対策
VIII 「労働衛生教育」に関する問題		労働衛生教育
IX 「労働衛生管理統計」に関する問題		労働衛生管理統計
X 「労働衛生管理全般」に関する問題		全般
XI 「救急措置」に関する問題	1 一次救命措置	心肺蘇生法
	2 各種疾患、対策	ショック
		出血
		創傷（けが）
		熱傷
		骨折
		熱中症
		窒息
	3 呼吸困難、胸痛	呼吸困難、胸痛
	4 救急用具、薬品	救急用具、薬品

H30.4	H30.10	H31.4	R1.10	R2.4	R2.10	R3.4	R3.10	R4.4	R4.10	出題回数
							○	○		4
○	○	○	○	○	○	○	○	○	○	44
○	○		○	○	○	○	○	○	○	36
		○	○			○	○			31
○	○	○	○	○	○	○	○	○	○	42
								○		1
										0
○		○○	○	○○	○○	○	○○	○	○○	26
										0
○	○	○	○	○	○	○	○	○	○	49
	○								○	14
										2
	○			○	○			○	○○	18
○○	○	○○	○	○○	○	○○		○		45
										9
○	○						○	○	○	34
										0
○	○	○	○	○	○	○				27
										0
○		○	○		○	○	○			21
										0
										14
	○		○							19
										1
										3
										0
										0

「出題回数」は平成13年3月〜令和4年10月に公表された44回分の試験問題から集計

出題内容	試験問題公表年月
I「人体の組織および機能」に関する問題	循環器系
	呼吸器系
	運動器系
	消化器系
	消化器系（肝臓）
	腎臓・泌尿器系
	神経系
	内分泌系
	代謝系
	感覚器系
	血液系（造血器系）
II「環境条件による人体の機能の変化」に関する問題	人体の機能の変化
III「労働による人体の機能の変化」に関する問題	ストレス
	その他
IV「疲労およびその予防」に関する問題	疲労
	睡眠
V「職業適性」に関する問題	職業適性

	H30.4	H30.10	H31.4	R1.10	R2.4	R2.10	R3.4	R3.10	R4.4	R4.10	出題回数
	○	○	○	○		○		○	○	○	33
	○	○	○	○	○	○		○	○	○	43
	○		○		○	○	○				38
	○	○	○	○	○	○	○	○	○	○	22
							○		○	○	24
	○	○		○	○	○	○	○	○	○	32
	○	○		○	○		○	○		○	40
	○	○	○	○	○	○	○	○	○	○	29
		○		○	○		○	○	○		39
	○	○	○	○		○	○	○	○	○	43
	○	○	○○	○	○	○	○		○	○	38
	○		○		○	○		○	○	○	25
		○									11
											0
											10
			○	○		○	○	○			13
											0

「出題回数」は平成13年3月～令和4年10月に公表された44回分の試験問題から集計

最新情報

　筆者のもとには、衛生管理者免許試験の受験者から様々な情報が寄せられています。こうした情報、ならびに法令改正情報の中から、「公表された問題では触れられていない項目」、「合格するために知っておいたほうが良いと思われる項目」等について、試験の科目ごとにまとめてみました。

　なお、この最新情報は、基本的な知識の習得を終え、さらに過去5回分の試験問題をマスターしてから目を通されることをお勧めします。

＊取り上げた情報は2023（令和5）年1月現在の情報です。

Ⅰ．関係法令

1．安全衛生管理体制

○　衛生管理者免許を受けた者以外で、衛生管理者として選任することが出来る者は、「医師」、「歯科医師」、「労働衛生コンサルタント」であることを確認しておいてください。

○　総括安全衛生管理者を選任すべき事業場を規定している安衛令第2条に関して、様々な物を取り扱っているスーパーマーケットは「各種商品小売業」に含まれますが、食品のみを取り扱っているスーパーマーケットは「その他の業種」に含まれることを確認しておいてください。

2. 安全衛生教育

○　「旅館業」、「各種商品小売業」（様々な物を取り扱っているスーパーマーケットは含まれる）、また「ゴルフ場業」などは、雇い入れ時教育の一部の科目が省略できる業種には含まれていないことを確認しておきましょう。（安衛則第35条、安衛令第2条）

○　反対に、雇い入れ時教育の一部の科目が省略できる代表的な業種として、「金融業」、「警備業」を押さえておいてください。

○　雇い入れ時教育の一部の科目の省略規定については、化学物質関係政省令の改正に伴って、今後、化学物質を取り扱う全ての事業場（「旅館業」などにあっても化学物質を取り扱う場合には該当）において、化学物質の安全衛生に関する科目も教育することが必要となります（2024（令和6年）4月1日施行）。

3. 健康診断等

○　一般健康診断（雇入時の健診、定期健診、海外派遣労働者健診）の省略規定を、よく頭で整理しておくことをお勧めします。

○　2015（平成27）年12月から一定の事業者にストレスチェックの実施が義務付けられました。「令和2年10月公表分の問5」（259ページ）などの解説をベースに、全体像に目を通しておくことをお勧めします。

1．衛生管理体制

○ 「労働安全衛生マネジメントシステムに関する指針」（令和元年厚生労働省告示第54号）に目を通しておくことをお勧めします。

2．腰痛予防対策

○ 「職場における腰痛予防対策の推進について」（平成25年6月18日基発0618第1号）で公表されている「職場における腰痛予防対策指針」に目を通しておいてください。

3．受動喫煙防止対策

○ 2019（令和元）年7月1日に、「職場における受動喫煙防止のためのガイドライン」（基発0701第1号）が公表されています。このガイドラインは、2018（平成30）年7月に成立・公布された健康増進法の一部を改正する法律が順次施行されていることに伴い、労働安全衛生法第68条の2に沿って事業者が実施すべき事項と、前記した健康増進法で義務付けている事項を一体的に示すことを目的としています。例えば、喫煙専用室の設置にあたって求められている技術的な基準は、健康増進法の基準と同じであるといったことです。特に、ガイドラインの別紙1「健康増進法における技術的基準等の概要」と別紙2「技術的基準を満たすための効果的な手法等の例」には、目を通しておく必要があります。「令和4年10月公表分の問14」（29ページ）の解説を参照してください。

4．情報機器作業における労働衛生管理

○ 2019（令和元）年7月12日に、「情報機器作業における労働衛生管理のためのガイドライン」（基発0712第3号）が公表されています。

5．感染症

○ コロナ禍の中、感染症に関する知識は、職場だけの問題には留まらない大切な知識です。今後も問題に取り上げられる可能性が高いと感じます。感染症に関する知識の基本は、参考書でよく学んでおいてください。

Ⅲ．労働生理

. . . .

1．メタボリックシンドローム

○　診断基準については、数値も含めてよく学んでおく必要があります。

. . . .

2．神経

○　参考書で、脳の正中縦断面の図を見ながら、「間脳」、「視床下部」、「延髄」、「小脳」などの位置を確認しておいてください。

令和 4 年10月公表分

試験問題と解答・解説

ワンポイントコラム　1

ストレスチェックの実施

　2015（平成27）年12月1日より、ストレスチェックの実施が事業者の義務となりました。衛生管理者の選任義務がある、労働者数50人以上の事業場は、ストレスチェックを実施する必要があります。

　実施については、事業者は、労働者に対し、医師等による心理的な負担の程度を把握するための検査（ストレスチェック）を行うことになります。医師等とは、医師のほかに保健師、歯科医師、看護師、精神保健福祉士、公認心理師をいいます。ストレスチェック実施後、事業者は、結果の通知を受けた労働者で高ストレスの労働者から申し出があった場合、医師による面接指導を行います。

　面接指導の結果について、事業者は、医師から就業上の措置の必要性の有無や必要な措置（労働時間の短縮など）に関する意見を聴取します。事業者が労働者に対して就業上の措置を決定する場合には、あらかじめその労働者の意見を聴き、十分な話し合いをしてその労働者の了解が得られるように努めなければなりません。同時に、労働者に対する不利益な取り扱いにつながらないように留意する必要があります。

　また、ストレスチェックの実施は、労働者のセルフケアを進めることの他に、職場環境の改善に取り組むことも重要です。ストレスチェックの結果を職場や部署単位で集計・分析することにより、高ストレスの労働者が多い部署が分かります。その部署の業務内容や労働時間などの情報と合せて考察し、仕事の量的、質的負担が高い、職場の健康リスクが高いなどの場合には、職場環境の改善が必要と考えられます。集団ごとの集計・分析及びその対応は、事業者の努力義務とされています。

　公表された試験問題では、検査の実施者（医師、保健師、歯科医師、看護師、精神保健福祉士、公認心理師）を問う問題が出題されています（参照：令和4年10月公表分の問6）。

（法令：安衛法第66条の10　関連問題：R3.10.問5、R3.4.問5）

■ 関係法令 ■

問1　事業場の衛生管理体制に関する次の記述のうち、法令上、誤っているものはどれか。

　　　ただし、衛生管理者の選任の特例はないものとする。

（1）常時200人以上の労働者を使用する各種商品小売業の事業場では、総括安全衛生管理者を選任しなければならない。

（2）常時1,000人を超え2,000人以下の労働者を使用する事業場では、4人以上の衛生管理者を選任しなければならない。

（3）常時50人以上の労働者を使用する燃料小売業の事業場では、第二種衛生管理者免許を受けた者のうちから衛生管理者を選任することができる。

（4）2人以上の衛生管理者を選任する場合、そのうち1人についてはその事業場に専属でない労働衛生コンサルタントのうちから選任することができる。

（5）衛生管理者を選任したときは、遅滞なく、法定の様式による報告書を、所轄労働基準監督署長に提出しなければならない。

問1 （1）

　この問題は、「安全衛生管理体制」の知識を問う問題である。総括安全衛生管理者の選任は、事業場の業種と常時使用労働者数によって異なる。通信業、各種商品小売業、旅館業、ゴルフ場業の事業場は、常時使用する労働者が300人以上の場合、総括安全衛生管理者の選任が義務付けられる。

重要ポイント

総括安全衛生管理者の選任が義務付けられる代表的な業種と常時使用労働者数を確認しておく。

医療業では、常時使用労働者数が1,000人以上の事業場の場合、総括安全衛生管理者の選任が義務付けられる

法令：安衛法第10条、安衛令第2条
関連問題：R3.10.問2　R4.4.問1

問2　総括安全衛生管理者に関する次の記述のうち、法令上、誤っているもの
　　　はどれか。
（1）総括安全衛生管理者は、事業場においてその事業の実施を統括管理する
　　　者又はこれに準ずる者を充てなければならない。
（2）都道府県労働局長は、労働災害を防止するため必要があると認めるとき
　　　は、総括安全衛生管理者の業務の執行について事業者に勧告することがで
　　　きる。
（3）総括安全衛生管理者は、選任すべき事由が発生した日から14日以内に選
　　　任しなければならない。
（4）総括安全衛生管理者を選任したときは、遅滞なく、選任報告書を、所轄
　　　労働基準監督署長に提出しなければならない。
（5）危険性又は有害性等の調査及びその結果に基づき講ずる措置に関するこ
　　　とは、総括安全衛生管理者が統括管理する業務のうちの一つである。

問2 （1）

　この問題は、「安全衛生管理体制」の知識を問う問題である。総括安全衛生管理者は、事業の実施を統括管理する者がなる。事業者は、総括安全衛生管理者を選任すべき事由が発生した日から14日以内に選任する。また、選任したときは、遅滞なく所轄労働基準監督署長に選任報告書を提出する。総括安全衛生管理者の資格を押さえておく。

 重要ポイント

> **総括安全衛生管理者の資格を確認しておく。**
>
> 総括安全衛生管理者は事業場の事業の実施を統括管理する者を充てる

法令：安衛法第10条

関連するポイント

（1）労働者の危険又は健康障害の防止、労働災害の原因の調査及び再発防止等の統括管理（安衛法第10条）

（2）総括安全衛生管理者が、疾病、事故その他やむを得ない理由によって職務を行うことができないときは、事業者は代理者を選任（安衛則第3条）

問3　産業医に関する次の記述のうち、法令上、誤っているものはどれか。

　　　ただし、産業医の選任の特例はないものとする。

（1）常時使用する労働者数が50人以上の事業場において、厚生労働大臣の指定する者が行う産業医研修の修了者等の所定の要件を備えた医師であっても、当該事業場においてその事業の実施を統括管理する者は、産業医として選任することはできない。

（2）産業医が、事業者から、毎月1回以上、所定の情報の提供を受けている場合であって、事業者の同意を得ているときは、産業医の作業場等の巡視の頻度を、毎月1回以上から2か月に1回以上にすることができる。

（3）事業者は、産業医が辞任したとき又は産業医を解任したときは、遅滞なく、その旨及びその理由を衛生委員会又は安全衛生委員会に報告しなければならない。

（4）事業者は、専属の産業医が旅行、疾病、事故その他やむを得ない事由によって職務を行うことができないときは、代理者を選任しなければならない。

（5）事業者が産業医に付与すべき権限には、労働者の健康管理等を実施するために必要な情報を労働者から収集することが含まれる。

問3 （4）

　この問題は、「安全衛生管理体制」の知識を問う問題である。事業場においてその事業を統括管理する者は、産業医として選任することはできない。旅行、疾病、事故その他やむを得ない事由によって職務を行うことができないときに、事業者が代理者を選任しなければならないのは、産業医ではなく総括安全衛生管理者である。

　また、産業医が作業場等の巡視の頻度を、毎月1回以上から2か月に1回以上にすることができるためには、事業者から所定の情報を提供されていること、事業者の同意を得ていること、の2つの要件が必要である。

重要ポイント

産業医の定期巡視について確認しておく。

産業医は、事業者から、毎月1回以上、所定の情報の提供を受けている場合で、事業者の同意を得ているときは、作業場等の巡視の頻度を、毎月1回以上から2か月に1回以上にすることができる

法令：安衛法第13条、安衛則第13条、同第14条の4、同第15条
関連問題：R3.4.問3　R3.10.問3　R4.4.問3

問4 労働安全衛生規則に基づく次の定期健康診断項目のうち、厚生労働大臣が定める基準に基づき、医師が必要でないと認めるときは、省略することができる項目に該当しないものはどれか。

（1）自覚症状の有無の検査
（2）腹囲の検査
（3）胸部エックス線検査
（4）心電図検査
（5）血中脂質検査

問4　（1）

　この問題は、「健康診断等」の知識を問う問題である。代表的な省略できる検査項目、ならびに省略できない検査項目を押さえておく。雇入時の健康診断における聴力の検査は、医師が適当と認めるその他の方法によって行うことはできない。また、健康診断結果報告が必要な一般健康診断は、定期健康診断（常時50人以上の労働者を使用する場合）であることも確認しておく。雇入時の健康診断の結果は、所轄労働基準監督署長に報告する規定はない。

重要ポイント

代表的な省略のできる項目、省略のできない項目を確認しておく。

1. 省略できる項目
   ① 雇入時健康診断……健診後３か月を経過しない者が書面による結果の提出をしたときは、相当する項目を省略できる
   ② 海外派遣労働者健康診断……他の健康診断を実施した日から６か月間に限り、相当する項目を省略できる

2. 省略できない項目
   ① 雇入時健康診断……医師の判断で省略できる項目なし
   ② 定期健康診断……自覚症状及び他覚症状の有無の検査、血圧の測定、尿検査など

法令：安衛法第66条、安衛則第43条、同第44条、同第45条、同第45条の2
関連問題：R2.10.問3　R3.4.問4　R4.4.問4

過去の公表問題の重要ポイント

（1）雇入時の健康診断項目には、1000ヘルツ及び4000ヘルツの音に係る聴力の検査が含まれる（安衛則第43条）……R3.10.問4

（2）深夜業を含む業務に常時従事する労働者に対し、６か月以内ごとに１回、定期に、健康診断を行わなければならない。胸部エックス線検査については、１年以内ごとに１回、定期に行う（安衛則第45条）……H30.4.問7

問5 労働時間の状況等が一定の要件に該当する労働者に対して、法令により実施することが義務付けられている医師による面接指導に関する次の記述のうち、正しいものはどれか。

ただし、新たな技術、商品又は役務の研究開発に係る業務に従事する者及び高度プロフェッショナル制度の対象者はいないものとする。

（1）面接指導の対象となる労働者の要件は、原則として、休憩時間を除き1週間当たり40時間を超えて労働させた場合におけるその超えた時間が1か月当たり100時間を超え、かつ、疲労の蓄積が認められる者であることとする。

（2）事業者は、面接指導を実施するため、タイムカードによる記録等の客観的な方法その他の適切な方法により、労働者の労働時間の状況を把握しなければならない。

（3）面接指導の結果は、健康診断個人票に記載しなければならない。

（4）事業者は、面接指導の結果に基づき、労働者の健康を保持するために必要な措置について、原則として、面接指導が行われた日から3か月以内に、医師の意見を聴かなければならない。

（5）事業者は、面接指導の結果に基づき、当該面接指導の結果の記録を作成して、これを3年間保存しなければならない。

問5 （2）

　この問題は、「健康診断等」の知識を問う問題である。医師による面接指導に際し、事業者が把握しなければならない事項を押さえておく。医師による面接指導とは、問診その他の方法により心身の状況を把握し、必要な指導を行う事をいう。なお、産業医は、面接指導の対象となる労働者に対して面接指導の申出を行うよう勧奨することができる。

重要ポイント

面接指導を実施するため事業者が把握しなければならない事項を確認しておく。

タイムカードによる記録等の客観的な方法その他の適切な方法による労働者の労働時間の状況

法令：安衛法第66条の８の３、安衛則第52条の７の３

過去の公表問題の重要ポイント
（１）面接指導の対象となる労働者の要件は、原則として１週40時間を超えて労働した時間数が１か月あたり80時間を超え、かつ、疲労の蓄積が認められる者（安衛則第52条の２）……R4. 10. 問５
（２）事業者は、面接指導の結果に基づき、その記録を作成し、５年間保存（安衛則第52条の６）……R4. 10. 問５
（３）事業者は、面接指導の結果に基づき、医師からの意見聴取を遅滞なく行わなければならない（安衛則第52条の７）……R4. 10. 問５

問6　労働安全衛生法に基づく心理的な負担の程度を把握するための検査につ
　　　いて、医師及び保健師以外の検査の実施者として、次のAからDの者のう
　　　ち正しいものの組合せは（1）〜（5）のうちどれか。

　　　　ただし、実施者は、法定の研修を修了した者とする。

　　　A　歯科医師

　　　B　労働衛生コンサルタント

　　　C　衛生管理者

　　　D　公認心理師

（1）　A，B

（2）　A，D

（3）　B，C

（4）　B，D

（5）　C，D

問6　（2）

　この問題は、「健康診断等」の知識を問う問題である。事業者は、労働者に対して、医師等による心理的な負担の程度を把握するための検査（「ストレスチェック」）を行わなければならない。医師等とは、<u>医師のほかに保健師、歯科医師、看護師、精神保健福祉士、公認心理師をいう</u>。

　ストレスチェックの事項を押さえておく。

重要ポイント

ストレスチェックの事項を確認しておく。

① 当該労働者の心理的な負担の原因
② 当該労働者の心理的な負担による心身の自覚症状
③ 他の労働者による当該労働者への支援

法令：安衛法第66条の10、安衛則第52条の９、同第52条の10
関連問題：R2.10.問5　R3.4.問5　R3.10.問5　R4.4.問7

関連するポイント

（1）事業者は、常時使用する労働者に対し、１年以内ごとに１回、定期に、ストレスチェックを行わなければならない（安衛則第52条の９）

（2）産業医を選任しなければならない事業場以外の事業場についてのストレスチェックの適用については、当分の間、「行わなければならない」とあるのは「行うよう努めなければならない」とする（安衛法附則第４条）
　※産業医を選任しなければならない事業場：常時50人以上の労働者を使用する事業場（安衛令第５条）

（3）事業者は、ストレスチェックを受けた労働者に対し、医師等からストレスチェックの結果が通知されるようにしなければならない（安衛法第66条の10）

（4）事業者は、ストレスチェックの結果、心理的な負担の程度が高い労働者からの申し出に応じて、医師による面接指導を遅滞なく行わなければならない（安衛法第66条の10）

（5）事業者は、労働者から同意を得て、医師からストレスチェックの結果を受けた場合は、その結果の記録を作成して、５年間保存しなければならない（安衛則第52条の13）

問7　事務室の空気環境の測定、設備の点検等に関する次の記述のうち、法令上、誤っているものはどれか。

（1）中央管理方式の空気調和設備を設けた建築物内の事務室については、空気中の一酸化炭素及び二酸化炭素の含有率を、6か月以内ごとに1回、定期に、測定しなければならない。

（2）事務室の建築、大規模の修繕又は大規模の模様替を行ったときは、その事務室における空気中のホルムアルデヒドの濃度を、その事務室の使用を開始した日以後所定の時期に1回、測定しなければならない。

（3）燃焼器具を使用するときは、発熱量が著しく少ないものを除き、毎日、異常の有無を点検しなければならない。

（4）事務室において使用する機械による換気のための設備については、2か月以内ごとに1回、定期に、異常の有無を点検しなければならない。

（5）空気調和設備内に設けられた排水受けについては、原則として、1か月以内ごとに1回、定期に、その汚れ及び閉塞の状況を点検しなければならない。

問7　（1）

　この問題は、「事務所衛生基準規則」の知識を問う問題である。空気調和設備内に設けられた排水受けについては、1か月以内ごとに1回、定期にその汚れおよび閉塞の状況を点検し、必要に応じ、その清掃等を行わなければならない。

■ 重要ポイント

中央管理方式の空気調和設備を設けた建築物内の事務室の点検基準を確認しておく。

中央管理方式の空気調和設備を設けた建築物内の事務室については、空気中の一酸化炭素及び二酸化炭素の含有率を、<u>2か月以内ごとに1回</u>、定期に、測定しなければならない

法令：事務所則第7条、同9条、同第9条の2
関連問題：R2.10.問8　R3.4.問8　R4.4.問8

過去の公表問題の重要ポイント

（1）事務室の建築、大規模の修繕又は大規模の模様替えを行ったときは、その事務室の<u>使用開始後所定の時期に1回</u>、その事務室における空気中のホルムアルデヒドの濃度を測定（事務所則第7条の2）……R4.4.問8

（2）燃焼器具を使用するときは、発熱量が著しく少ないものを除き、<u>毎日</u>、異常の有無を点検（事務所則第6条）……R4.4.問8

（3）機械による換気のための設備は<u>2か月以内ごとに1回</u>、定期に異常の有無を点検（事務所則第9条）……R4.4.問8

問8　ある屋内作業場の床面から4mをこえない部分の容積が150m³であり、
　　かつ、このうちの設備の占める部分の容積が55m³であるとき、法令上、
　　常時就業させることのできる最大の労働者数は次のうちどれか。

（1）4人

（2）9人

（3）10人

（4）15人

（5）19人

問8 （2）

この問題は、「労働安全衛生規則」の知識を問う問題である。数字で基準が定められている代表的なものについて押さえておく。

重要ポイント

気積について確認しておく。

労働者を常時就業させている屋内作業場の気積は、設備の占める容積及び床面から4メートルを超える高さにある空間を除き、労働者1人につき10立方メートル（m³）以上としなければならない

法令：安衛則第600条、同第601条、同第605条、同第618条、同第619条
関連問題：R2.10.問7　R3.4.問7　R3.10.問7　R4.4.問5

関連するポイント

（1）男性用小便所の個所数は、同時に就業する男性労働者30人以内ごとに1個以上設けなければならない。ただし、2021（令和3年）12月1日に法令改正があり、同時に就業する労働者数が10人以内の場合は、男性用と女性用に区別しない独立個室型の便所で足りることになった。ただし、既存の男女別便所を廃止することはできない（安衛則第628条、事務所則第17条）

（2）食堂の床面積は、食事の際の1人につき、1平方メートル（m²）以上（安衛則第630条）

（3）照明設備の点検、ねずみ・昆虫の調査は6か月以内ごとに1回、定期に行い、必要な措置をとる（安衛則第605条、同第619条）

（4）有害な業務を行っていない屋内作業場において、窓その他の直接外気に向かって開放することのできる部分の面積が、常時床面積の20分の1以上であるものには換気設備を設けなくてもよい（安衛則第601条）

（5）常時50人（男性＋女性）以上または常時30人以上の女性労働者を使用する時は、臥床することのできる休養室などを男性用と女性用に区別して設ける（安衛則第618条）

問9　労働基準法に定める妊産婦等に関する次の記述のうち、法令上、誤っているものはどれか。

　　ただし、常時使用する労働者数が10人以上の規模の事業場の場合とし、管理監督者等とは、「監督又は管理の地位にある者等、労働時間、休憩及び休日に関する規定の適用除外者」をいうものとする。

（1）時間外・休日労働に関する協定を締結し、これを所轄労働基準監督署長に届け出ている場合であっても、妊産婦が請求した場合には、管理監督者等の場合を除き、時間外・休日労働をさせてはならない。

（2）1か月単位の変形労働時間制を採用している場合であっても、妊産婦が請求した場合には、管理監督者等の場合を除き、1週40時間、1日8時間を超えて労働させてはならない。

（3）1年単位の変形労働時間制を採用している場合であっても、妊産婦が請求した場合には、管理監督者等の場合を除き、1週40時間、1日8時間を超えて労働させてはならない。

（4）妊娠中の女性が請求した場合には、管理監督者等の場合を除き、他の軽易な業務に転換させなければならない。

（5）生理日の就業が著しく困難な女性が休暇を請求したときは、その者を生理日に就業させてはならない。

問9 （4）

　この問題は、「労働基準法の妊産婦」の知識を問う問題である。

　妊産婦が請求した場合は、使用者は変形労働時間制（フレックスタイム制は除く）による法定時間外労働をさせてはならない。また、妊産婦が請求した場合は、使用者は深夜業をさせてはならない。

　一方、管理監督者等は、労働時間、休憩及び休日に関する規定は適用除外であるが、深夜業は除外されない。したがって、妊産婦が請求した場合は、管理監督者等の場合も深夜業をさせてはならない。さらに、<u>妊娠中の女性が請求した場合は、管理監督者等の場合も他の軽易な業務に転換させなければならない</u>。妊産婦及び妊娠中の女性と管理監督者等の適用除外を押さえておく。

■ 重要ポイント

妊産婦と管理監督者等の適用除外を確認しておく。

妊娠中の女性が請求した場合は、<u>管理監督者等の場合も</u>他の軽易な業務に転換させなければならない

法令：労基法第41条、同第65条、同第66条
関連問題：R4.4.問10

問10　週所定労働時間が25時間、週所定労働日数が４日である労働者であって、雇入れの日から起算して３年６か月継続勤務したものに対して、その後１年間に新たに与えなければならない年次有給休暇日数として、法令上、正しいものは次のうちどれか。

　　　ただし、その労働者はその直前の１年間に全労働日の８割以上出勤したものとする。

（1）　8日
（2）　10日
（3）　12日
（4）　14日
（5）　16日

問10 （2）

　この問題は、「労働基準法の年次有給休暇」の知識を問う問題である。

　週所定労働時間が30時間以上かつ週所定労働日数が4日で、雇入れの日から起算して3年6か月継続勤務した労働者に対して新たに付与される年次有給休暇は14日である。

　一方、週所定労働時間が30時間未満かつ週所定労働日数が4日で、雇入れの日から起算して3年6か月継続勤務した労働者に対して新たに付与される年次有給休暇は10日であるので注意が必要。

　ただし、いずれも直前の勤務1年間の出勤率は8割以上あるものとする。

 **重要ポイント**

> **週所定労働時間が30時間未満かつ週所定労働日数が4日の労働者の年次有給休暇の付与を確認しておく。**
>
> 雇入れの日から起算して3年6か月継続勤務した労働者に対して新たに付与される年次有給休暇は10日である

法令：労基法第39条
関連問題：R3.10.問10　R4.4.問9

■ 労働衛生 ■

問11　事務室内において、空気を外気と入れ換えて二酸化炭素濃度を1,000ppm
以下に保った状態で、在室することのできる最大の人数は次のうちどれ
か。

ただし、外気の二酸化炭素濃度を400ppm、外気と入れ換える空気量を
600m³/h、１人当たりの呼出二酸化炭素量を0.016m³/hとする。

（1）10人
（2）14人
（3）18人
（4）22人
（5）26人

問11 （4）

　この問題は、「事務室等の作業環境管理」の知識を問う問題である。人間の呼気中には、二酸化炭素（CO₂）が含まれている。換気不良になると二酸化炭素濃度は上昇する。通常、部屋の全体的な換気状態の指標には、この二酸化炭素濃度が用いられており、全体換気量の算出も二酸化炭素濃度をベースに行っている。

■ 重要ポイント

必要換気量の計算式を確認しておく。

① 算出に用いる数値は、全て二酸化炭素ガスの数値である

② 必要換気量 $= \dfrac{\text{室内にいる人が1時間に呼出する}CO_2\text{量}}{(\text{室内}CO_2\text{基準濃度}) - (\text{外気の}CO_2\text{濃度})}$

■ 重要ポイント

分母の単位によって計算方法が異なることを確認しておく。

① 分母の数値をppmで計算する時は上式の計算結果を1,000,000倍する

② 分母の数値を％で計算する時は上式の計算結果を100倍する

関連問題：R2.10.問11　R3.4.問11　R3.10.問11　R4.4.問11

過去の公表問題の重要ポイント

計算に用いる定数……R4.4.問11
① 室内の二酸化炭素基準濃度……1,000ppm（0.1％）
② 外気の二酸化炭素濃度…………300〜400ppm（0.03〜0.04％）
③ 呼気中の二酸化炭素濃度………4％

問12 照明、採光などに関する次の記述のうち、誤っているものはどれか。

（1） 1ルクス（lx）は、1カンデラ（cd）の光源から、1m離れた所におい
て、光軸に垂直な面が受ける明るさをいう。

（2） 部屋の彩色として、目の高さ以下は、まぶしさを防ぎ安定感を出すため
に濁色とし、目より上方の壁や天井は、明るい色を用いるとよい。

（3） 全般照明と局部照明を併用する場合、全般照明による照度は、局部照明
による照度の5分の1程度としている。

（4） 前方から明かりを取るときは、まぶしさをなくすため、眼と光源を結ぶ
線と視線とがなす角度が、40°以上になるように光源の位置を決めている。

（5） 照明設備は、1年以内ごとに1回、定期に点検し、異常があれば電球の
交換などを行っている。

問12 （5）

　この問題は、「視環境」の知識を問う問題である。照明設備は、6か月以内ごとに1回、定期に点検を行うことが労働安全衛生規則第605条で定められている。

 重要ポイント

> 照明設備の点検頻度を確認しておく。

　照明設備は、<u>6か月以内ごとに</u>1回点検を行う

関連問題：R2.10.問13　R3.4.問13　R3.10.問13　R4.4.問13

過去の公表問題の重要ポイント

（1）前方から明かりを取るときの配慮……H23.4.問13　H23.10.問13
　目と光源を結ぶ線と視線とが作る角度は<u>30°以上</u>

（2）照度の単位……H24.10.問13
　照度の単位は、<u>ルクス（lx）</u>である

（3）全般照明と局部照明を併用する際のバランス……H28.10.問13
　全般照明と局部照明を併用する際の全般照明の照度は、局部照明による照度の少なくともおよそ<u>10分の1以上</u>が望ましい

（4）1ルクスの定義……R3.4.問13
　1カンデラの光源から、<u>1m</u>離れたところで、その光に垂直な面が受ける明るさのこと

問13　暑熱環境の程度を示すWBGTに関する次の記述のうち、誤っているものはどれか。

（1）WBGTは、気温、湿度及び気流の三つの要素から暑熱環境の程度を示す指標として用いられ、その単位は気温と同じ℃で表される。

（2）日射がある場合のWBGT値は、自然湿球温度、黒球温度及び気温（乾球温度）の値から算出される。

（3）WBGTには、基準値が定められており、WBGT値がWBGT基準値を超えている場合は、熱中症にかかるリスクが高まっていると判断される。

（4）WBGT基準値は、身体に対する負荷が大きな作業の方が、負荷が小さな作業より小さな値となる。

（5）WBGT基準値は、暑熱順化者に用いる値の方が、暑熱非順化者に用いる値より大きな値となる。

問13 （1）

　この問題は、「温熱環境」の知識を問う問題である。それぞれの温熱指数などを算出するために必要な測定値、ならびに温度感覚という言葉も含めて、それぞれの温熱指数に関係する要素をよく把握しておく。

■ 重要ポイント

温熱指数などを算出するために必要な測定値を確認しておく。

① 相対湿度……乾球温度、湿球温度
② 不快指数……乾球温度、湿球温度
③ 実効温度（感覚温度）……乾球温度、湿球温度、気流
④ ＷＢＧＴ……屋外で太陽照射がある場合には自然湿球温度、黒球温度、乾球温度、屋内あるいは屋外で太陽照射がない場合には、自然湿球温度、黒球温度

■ 重要ポイント

温熱指数などに関係する要素を確認しておく。

① 温度感覚（温熱環境）……気温、湿度、気流、輻射熱
　＊　ＷＢＧＴは、この四要素を考慮した温熱指数である
② 実効温度……気温、湿度、気流
③ 不快指数……気温、湿度

関連問題：R2.10.問12　R3.4.問12　R3.10.問12　R4.4.問12

過去の公表問題の重要ポイント
ＷＢＧＴの計算式……R3.4.問12
① 屋外で太陽照射がある場合 　WBGT = 0.7×自然湿球温度 + 0.2×黒球温度 + 0.1×乾球温度
② 屋内の場合、屋外で太陽照射がない場合 　WBGT = 0.7×自然湿球温度 + 0.3×黒球温度

問14 厚生労働省の「職場における受動喫煙防止のためのガイドライン」において、「喫煙専用室」を設置する場合に満たすべき事項として定められていないものは、次のうちどれか。

（1）喫煙専用室の出入口において、室外から室内に流入する空気の気流が、0.2m/s以上であること。

（2）喫煙専用室のたばこの煙が室内から室外に流出しないよう、喫煙専用室は、壁、天井等によって区画されていること。

（3）喫煙専用室の出入口における室外から室内に流入する空気の気流について、6か月以内ごとに1回、定期に測定すること。

（4）喫煙専用室のたばこの煙が屋外又は外部の場所に排気されていること。

（5）喫煙専用室の出入口の見やすい箇所に必要事項を記載した標識を掲示すること。

問14 （3）

　この問題は、「健康管理」の知識を問う問題である。「職場における受動喫煙防止のためのガイドライン」では、喫煙専用室、あるいは指定たばこ専用喫煙室について、維持管理のための定期的な測定までは示されていない。この問題については、正解以外の選択肢で取り上げられている、ガイドラインの要点を学んでおきたい。

 重要ポイント

> **維持管理のための測定について確認しておく。**
> 維持管理のための定期的な測定は示されていない

関連問題：R4.4.問14

＊　この問題は、本書の2022年度版の「最新情報」で紹介した問題であり、今回初めて公表された。

参考資料：「職場における受動喫煙防止のためのガイドライン」（令和元年7月発出）

関連するポイント

（1）喫煙専用室の技術的基準
　第二種施設（一般の事務所や工場など）で喫煙専用室を設ける時には、次の技術的基準を満たす必要がある
　① 出入口において、室外から室内に流入する空気の気流が、0.2メートル毎秒以上であること
　② たばこの煙が室内から室外に流出しないよう、壁、天井等によって区画されていること
　③ たばこの煙が屋外又は外部の場所に排気されていること

（2）喫煙専用室の標識
　① 専ら喫煙をすることができる場所である旨の標識
　② 20歳未満の者の立入りが禁止されている旨の標識

問15　厚生労働省の「事業者が講ずべき快適な職場環境の形成のための措置に
　　　関する指針」において、快適な職場環境の形成のための措置の実施に関
　　　し、考慮すべき事項とされていないものは次のうちどれか。

（1）継続的かつ計画的な取組

（2）快適な職場環境の基準値の達成

（3）労働者の意見の反映

（4）個人差への配慮

（5）潤いへの配慮

問15 （2）

この問題は、「快適な職場環境の整備」の知識を問う問題である。快適職場づくりに際して、どのような観点から取り組んでいく必要があるのか確認しておく。

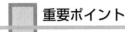 **重要ポイント**

快適職場づくりにあたって考慮すべき事柄を確認しておく。

① 継続的かつ計画的な取組み
② 個人差への配慮
③ 労働者の意見の反映
④ 潤いへの配慮

参考資料：「事業者が講ずべき快適な職場環境の形成のための措置に関する指針」（平成9年9月公表）

問16 厚生労働省の「職場における腰痛予防対策指針」に基づく腰痛予防対策に関する次の記述のうち、正しいものはどれか。

（1）腰部保護ベルトは、重量物取扱い作業に従事する労働者全員に使用させるようにする。

（2）重量物取扱い作業の場合、満18歳以上の男性労働者が人力のみにより取り扱う物の重量は、体重のおおむね50％以下となるようにする。

（3）重量物取扱い作業の場合、満18歳以上の女性労働者が人力のみにより取り扱う物の重量は、男性が取り扱うことのできる重量の60％位までとする。

（4）重量物取扱い作業に常時従事する労働者に対しては、当該作業に配置する際及びその後1年以内ごとに1回、定期に、医師による腰痛の健康診断を行う。

（5）立ち作業の場合は、身体を安定に保持するため、床面は弾力性のない硬い素材とし、クッション性のない作業靴を使用する。

問16 （3）

この問題は、「作業要因とそれによる職業性疾病」の知識を問う問題である。正解の選択肢以外の内容についても確認しておきたい。

 重要ポイント

人力のみで取り扱う物の重量を確認しておく。

① 満18歳以上の男性労働者……体重のおおむね<u>40％以下</u>
② 満18歳以上の女性労働者……男性が取り扱うことのできる重量の<u>60％位まで</u>

関連問題：R2.10.問16　R3.4.問20　R3.10.問15　R4.4.問16
参考資料：「職場における腰痛予防対策指針」（平成25年6月発出）

過去の公表問題の重要ポイント

腰掛作業の作業姿勢……R3.10.問15
　椅子に深く腰を掛けて、背もたれで体幹を支え、履物の足裏全体が床に接する姿勢

関連するポイント

（1）腰部保護ベルト……一律に使用させるのではなく、労働者ごとに効果を確認してから使用の適否を判断する

（2）床が硬いと、立っているだけで腰部への衝撃が大きい。クッション性のある作業靴やマットを利用する

（3）健康診断……<u>6か月以内ごとに1回</u>、定期に、腰痛の健康診断（画像検査など）を実施する

問17　虚血性心疾患に関する次の記述のうち、誤っているものはどれか。

（1）虚血性心疾患は、門脈による心筋への血液の供給が不足したり途絶えることにより起こる心筋障害である。

（2）虚血性心疾患発症の危険因子には、高血圧、喫煙、脂質異常症などがある。

（3）虚血性心疾患は、心筋の一部分に可逆的な虚血が起こる狭心症と、不可逆的な心筋壊死が起こる心筋梗塞とに大別される。

（4）心筋梗塞では、突然激しい胸痛が起こり、「締め付けられるように痛い」、「胸が苦しい」などの症状が長時間続き、1時間以上になることもある。

（5）狭心症の痛みの場所は、心筋梗塞とほぼ同じであるが、その発作が続く時間は、通常数分程度で、長くても15分以内におさまることが多い。

問17 （1）

　この問題は、「作業要因とそれによる職業性疾病」の知識を問う問題である。心臓の心筋に酸素と栄養を送るための動脈は、門脈ではなく、冠状動脈である。

> ### 重要ポイント
>
> **特殊な血管を確認しておく。**
>
> ①　冠状動脈（冠動脈）：心臓の心筋に酸素や栄養素を送る動脈
> ②　門脈：消化管で吸収された栄養素など、ならびに毒素や有害物質などを肝臓に届けるための静脈

関連問題：R2.10.問17　R3.10.問17

過去の公表問題の重要ポイント
（1）心筋梗塞と狭心症……H30.4.問17
①　心筋梗塞……心臓の血管の一部が完全に詰まってしまう（不可逆的虚血）
②　狭心症………心臓の血管の一部の血流が一時的に悪くなる（可逆的虚血）
（2）運動負荷心電図検査の有用な点……R2.4.問17
安静時心電図では診断が困難な狭心症など、虚血性心疾患の発見に有用である

問18　メタボリックシンドロームの診断基準に関する次の文中の　　　内に
　　　入れるAからCの語句の組合せとして、正しいものは（1）〜（5）のう
　　　ちどれか。

　　　「日本では、内臓脂肪の蓄積があり、かつ、血中脂質（中性脂肪、ＨＤＬコ
　　レステロール）、　A　、　B　の三つのうち　C　が基準値から外れてい
　　る場合にメタボリックシンドロームと診断される。」

	A	B	C
（1）	血圧	空腹時血糖	いずれか一つ
（2）	血圧	空腹時血糖	二つ以上
（3）	γ-ＧＴＰ	空腹時血糖	二つ以上
（4）	γ-ＧＴＰ	尿蛋白	いずれか一つ
（5）	γ-ＧＴＰ	尿蛋白	二つ以上

問18 （2）

　この問題は、「健康管理」の知識を問う問題である。メタボリックシンドロームの診断基準を確認しておく。

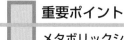
重要ポイント

メタボリックシンドロームの診断基準を確認しておく。

内臓脂肪の蓄積があり、かつ下記の3項目のうちの2項目以上が基準値から外れている場合
　① 中性脂肪（トリグリセライド）、かつ／またはHDLコレステロール
　② 血圧
　③ 空腹時血糖

関連問題：R4.4.問18

過去の公表問題の重要ポイント
腹部肥満に関する診断基準……R4.4.問18 　① 腹部肥満は、内臓脂肪の蓄積によるものである 　② ウエスト周囲径（腹囲）の診断基準：男性≧85cm、女性≧90cm（内臓脂肪面積≧100cm³に相当）

問19 労働衛生管理に用いられる統計に関する次の記述のうち、誤っているも
のはどれか。

（1）ある事象と健康事象との間に、統計上、一方が多いと他方も多いという
ような相関関係が認められたとしても、それらの間に因果関係があるとは
限らない。

（2）集団を比較する場合、調査の対象とした項目のデータの平均値が等しく
ても分散が異なっていれば、異なった特徴をもつ集団であると評価され
る。

（3）健康管理統計において、ある時点での検査における有所見者の割合を有
所見率といい、一定期間において有所見とされた人の割合を発生率とい
う。

（4）生体から得られたある指標が正規分布である場合、そのばらつきの程度
は、平均値や最頻値によって表される。

（5）静態データとは、ある時点の集団に関するデータであり、動態データと
は、ある期間の集団に関するデータである。

問19 （4）

　この問題は、「労働衛生管理統計」の知識を問う問題である。一般に生体から得られた諸指標の分布は、多くの場合、正規分布と呼ばれる型をとることが多い。

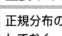

重要ポイント

> **正規分布の場合、データのバラツキの程度は何で表すかを確認しておく。**
>
> ばらつきの程度は「分散」やその平方根である「標準偏差」で表す

関連問題：R3. 10. 問14　R4. 4. 問15

過去の公表問題の重要ポイント

（1）検査におけるスクリーニングレベルの設定……H26. 10. 問16
　偽陽性率が高く、偽陰性率が低くなるように、スクリーニングレベルを低めに設定して検査を行っている

（2）有所見率と発生率の定義……H26. 4. 問16
①　有所見率……ある時点における検査人員に対する有所見者の割合（静態データ）
②　発生率………一定期間に有所見等が発生した人の割合（動態データ）

問20 食中毒に関する次の記述のうち、誤っているものはどれか。

（1）毒素型食中毒は、食物に付着した細菌により産生された毒素によって起こる食中毒で、ボツリヌス菌によるものがある。

（2）感染型食中毒は、食物に付着した細菌そのものの感染によって起こる食中毒で、サルモネラ菌によるものがある。

（3）O-157は、ベロ毒素を産生する大腸菌で、腹痛や出血を伴う水様性の下痢などを起こす。

（4）ノロウイルスによる食中毒は、冬季に集団食中毒として発生することが多く、潜伏期間は、1～2日間である。

（5）腸炎ビブリオ菌は、熱に強い。

問20 （5）

　この問題は、「食中毒」の知識を問う問題である。「感染型」、ならびに「毒素型」の代表的な細菌を確認しておく。

重要ポイント

感染型の代表的な細菌を確認しておく。

①　腸炎ビブリオ（病原性好塩菌）……海産の魚介類
②　サルモネラ菌……糞便により汚染された食肉、鶏卵

重要ポイント

毒素型の代表的な毒素を確認しておく。

①　ブドウ球菌が産生するエントロトキシンは熱に強い
②　ボツリヌス菌が産生するボツリヌストキシンは神経毒で致死率が高い

関連問題：R2. 10. 問19　R3. 4. 問19　R3. 10. 問18　R4. 4. 問19

過去の公表問題の重要ポイント

（1）大腸菌による食中毒の特徴……R4. 4. 問19
①　大腸菌による食中毒……O-157、O-111による食中毒がある
②　症状……腹痛、出血を伴う水様性の下痢
③　加熱不足の食肉などから摂取され、潜伏期間は3〜5日

（2）化学性食中毒の代表例……H30. 10. 問19
①　ヒスタミンは、肉、魚、チーズなどに含まれるヒスチジンが、細菌により分解されて生成される
②　ヒスタミンは、加熱により分解されない

（3）ノロウイルスによる食中毒
　ノロウイルスによる食中毒は、冬季に集団食中毒として発生することが多い

■ 労働生理 ■

問21 呼吸に関する次の記述のうち、正しいものはどれか。

（1）呼吸は、胸膜が運動することで胸腔内の圧力を変化させ、肺を受動的に伸縮させることにより行われる。

（2）肺胞内の空気と肺胞を取り巻く毛細血管中の血液との間で行われるガス交換は、内呼吸である。

（3）成人の呼吸数は、通常、1分間に16〜20回であるが、食事、入浴、発熱などによって増加する。

（4）チェーンストークス呼吸とは、肺機能の低下により呼吸数が増加した状態をいい、喫煙が原因となることが多い。

（5）身体活動時には、血液中の窒素分圧の上昇により呼吸中枢が刺激され、1回換気量及び呼吸数が増加する。

問21　（3）

　この問題は、「呼吸器系」の知識を問う問題である。通常の呼吸数、呼吸量を確認しておきたい。

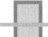 **重要ポイント**

通常の呼吸数、呼吸量を確認しておく。

①　呼吸数……1分間に16回〜20回で、食事、入浴、発熱などによって増加
②　呼吸量……成人の安静時の1回呼吸量は約500ml

関連問題：R2. 10. 問23　R3. 10. 問24　R4. 4. 問21

過去の公表問題の重要ポイント

（1）吸気と呼気のメカニズム……H21. 10. 問21
　吸気……胸郭内容積が増して内圧が低くなる
　呼気……胸郭内容積が減って内圧が高くなる

（2）外呼吸と内呼吸……H26. 10. 問21
①　外呼吸（肺呼吸）………肺胞内での空気中の酸素と血液中の二酸化炭素のガス交換
②　内呼吸（組織呼吸）……全身の毛細血管中の血液が各組織細胞に酸素を渡して二酸化炭素を受け取るガス交換

（3）呼吸運動のメカニズム……R3. 10. 問24
　横隔膜や肋間筋などの呼吸筋が収縮、弛緩することで呼吸運動は行われている

（4）呼吸中枢に刺激を与える条件……R2. 10. 問23
　呼吸中枢は、血液中の二酸化炭素が増加し酸素が減少すると刺激を受ける

（5）呼吸中枢の存在する場所……R4. 4. 問21
　呼吸中枢は延髄にある

問22　心臓及び血液循環に関する次の記述のうち、誤っているものはどれか。

（1）心臓は、自律神経の中枢で発生した刺激が刺激伝導系を介して心筋に伝わることにより、規則正しく収縮と拡張を繰り返す。

（2）肺循環により左心房に戻ってきた血液は、左心室を経て大動脈に入る。

（3）大動脈を流れる血液は動脈血であるが、肺動脈を流れる血液は静脈血である。

（4）心臓の拍動による動脈圧の変動を末梢の動脈で触知したものを脈拍といい、一般に、手首の橈骨動脈で触知する。

（5）心筋は不随意筋であるが、骨格筋と同様に横紋筋に分類される。

問22 （1）

　この問題は、「循環器系」の知識を問う問題である。心臓が規則正しく収縮と弛緩を繰り返しているのは、<u>心臓の中に洞結節</u>と呼ばれるペースメーカーが存在し、ここから電気的な刺激が発生して心筋に正しく伝えているからである。

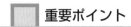 **重要ポイント**

心臓を動かす刺激を確認しておく。

<u>心臓の中の洞結節</u>と呼ばれるペースメーカーが刺激を発している

関連問題：R2. 10. 問22　R3. 10. 問22　R4. 4. 問22

過去の公表問題の重要ポイント

（1）心筋の分類……H27. 10. 問22
　心筋は横紋筋（骨格筋）であるが、自ら動きを調節できないので不随意筋である

（2）動脈と静脈の違い……R2. 10. 問22
　①　動脈……心臓から拍出された血液を送る血管
　②　静脈……心臓に戻る血液を送る血管

（3）動脈血と静脈血の働きの違い……R4. 4. 問22
　①　動脈血（肺から全身の細胞まで）……生体の諸器官に酸素と栄養物を供給する
　②　静脈血（全身の細胞から肺まで）……生体の諸器官で生じた老廃物・有害物質・分解物質を除去し、呼吸によって生じた二酸化炭素を運搬する

問23　体温調節に関する次の記述のうち、正しいものはどれか。

（1）体温調節中枢は、脳幹の延髄にある。

（2）暑熱な環境においては、内臓の血流量が増加し体内の代謝活動が亢進することにより、人体からの熱の放散が促進される。

（3）体温調節のように、外部環境が変化しても身体内部の状態を一定に保つ生体の仕組みを同調性といい、筋肉と神経系により調整されている。

（4）計算上、体重70kgの人の体表面から10gの汗が蒸発すると、体温が約1℃下がる。

（5）発汗のほかに、皮膚及び呼気から水分を蒸発させている現象を不感蒸泄という。

問23 （5）

　この問題は、「環境条件による人体機能の変化」の知識を問う問題である。熱の放散は、「放射（輻射）」、「伝導」、「対流」、「蒸発」の４つの物理現象によって行われている。人間は、発汗の他に呼気からも水分を蒸発させている。これを不感蒸泄と呼ぶ。

重要ポイント

熱の放散現象、ならびに水分の蒸発現象を確認しておく。

① 熱の放散現象………………放射、伝導、対流、蒸発
② 人体からの水分の蒸発……発汗、不感蒸泄

関連問題：R2.10.問25　R3.10.問29　R4.4.問23

過去の公表問題の重要ポイント

（1）体温調節中枢の位置……H27.10.問29
　体温調節中枢は間脳の視床下部にある

（2）恒常性（ホメオスタシス）とは……H22.10.問30
　外部環境が変化しても身体内の状態を一定に保とうとする生体の仕組み

（3）高温環境下、ならびに低温環境下の身体の変化……R4.4.問23
　高温環境下……体表面の血流量が増加し、体内の代謝活動が抑制される
　低温環境下……体表面の血流量が減少し、体内の代謝活動が増加する

問24 ヒトのホルモン、その内分泌器官及びそのはたらきの組合せとして、
　　　誤っているものは次のうちどれか。

	ホルモン	内分泌器官	はたらき
（1）	ガストリン	胃	胃酸分泌刺激
（2）	アルドステロン	副腎皮質	体液中の塩類バランスの調節
（3）	パラソルモン	副甲状腺	血中のカルシウム量の調節
（4）	コルチゾール	膵臓	血糖量の増加
（5）	副腎皮質刺激ホルモン	下垂体	副腎皮質の活性化

問24 （4）

この問題は、「内分泌系」の知識を問う問題である。血糖に関係する
ホルモンを整理しておきたい。

重要ポイント

血糖に関係するホルモンを確認しておく。

（1）血糖上昇に関係するホルモン
　①　アドレナリン……副腎髄質から分泌
　②　コルチゾール……副腎皮質から分泌
　③　グルカゴン………膵臓から分泌
（2）血糖低下に関係するホルモン
　　インスリン……膵臓から分泌

関連問題：R2.10.問30　R4.4.問28

過去の公表問題の重要ポイント

バランス調整に関係するホルモン……R4.4.問28
　①　アルドステロン……副腎皮質から分泌。体液中の塩類バランスの調節の働き
　②　パラソルモン（もしくはパラトルモン）……副甲状腺から分泌。体内のカルシウムバランスの調節の働き

問25　腎臓又は尿に関する次の記述のうち、正しいものはどれか。

（1）血中の老廃物は、尿細管からボウマン嚢に濾し出される。

（2）血中の蛋白質は、糸球体からボウマン嚢に濾し出される。

（3）血中のグルコースは、糸球体からボウマン嚢に濾し出される。

（4）原尿中に濾し出された電解質の多くは、ボウマン嚢から血中に再吸収される。

（5）原尿中に濾し出された水分の大部分は、そのまま尿として排出される。

問25 （3）

　この問題は、「腎臓・泌尿器系」の知識を問う問題である。腎臓の各部位の働きを、参考書の図も参考にしながら確認しておきたい。

重要ポイント

腎臓の各部位の働きを確認しておく。

① 　糸球体……血液中の血球とタンパク質以外の成分をボウマン嚢に濾過
② 　尿細管……原尿中の水分、電解質、糖、アミノ酸、ビタミンCを血液中に再吸収

重要ポイント

尿の特徴を確認しておく。

淡黄色の液体で、固有の臭気を有し、通常弱酸性である

関連問題：R2.10.問26　R3.4.問25　R3.10.問25　R4.4.問30

過去の公表問題の重要ポイント

（1）腎臓の機能検査項目……R4.4.問30
　腎機能が低下すると血液中の尿素窒素量、ならびに尿中の蛋白量が増える

（2）尿管……H29.10.問26
　左右に一対ある腎臓から、それぞれ1本ずつ尿管が出て、膀胱につながっている

問26　耳とその機能に関する次の記述のうち、誤っているものはどれか。
（1）耳は、聴覚と平衡感覚をつかさどる器官で、外耳、中耳及び内耳の三つ
　　　の部位に分けられる。
（2）耳介で集められた音は、鼓膜を振動させ、その振動は耳小骨によって増
　　　幅され、内耳に伝えられる。
（3）内耳は、前庭、半規管及び蝸牛（うずまき管）の三つの部位からなり、
　　　前庭と半規管が平衡感覚、蝸牛が聴覚をそれぞれ分担している。
（4）半規管は、体の傾きの方向や大きさを感じ、前庭は、体の回転の方向や
　　　速度を感じる。
（5）鼓室は、耳管によって咽頭に通じており、その内圧は外気圧と等しく保
　　　たれている。

問26　（4）

　この問題は、「感覚器系」の知識を問う問題である。体の傾きの方向、大きさを感じるのは内耳の前庭であり、体の回転方向、速度を感じるのは内耳の半規管である。このような平衡感覚器は、いずれも内耳にある。また内耳には、聴覚をつかさどる蝸牛もある。

> **重要ポイント**
>
> **内耳のそれぞれの器官の役割を確認しておく。**
>
> （1）平衡覚
> 　①　前庭………体の傾き方向、大きさを感じる
> 　②　半規管……体の回転方向、速度を感じる
> （2）聴覚……蝸牛が聴覚をつかさどる

関連問題：R2.10.問28　R3.4.問27　R3.10.問27

過去の公表問題の重要ポイント

（1）温度感覚の特徴……H23.10.問27
　一般に冷覚の方が温覚よりも鋭敏である

（2）水晶体の役割……R1.10.問27
　①　厚さを変えることで、異なる距離にある物体の像を網膜上に結像させる
　②　近くを見る時は厚くなり、遠くを見る時は薄くなる

（3）音の伝達の流れ……H25.4.問29
　外耳道　→　鼓膜　→　耳小骨　→　蝸牛　→　蝸牛神経

（4）網膜の視細胞の機能……R2.4.問22
　錐状体は色を感じ、杆状体は明暗を感じる

（5）深部感覚……R3.4.問27
　骨格筋や関節内にある受容器が自分の手足の位置や関節の角度などを感じて、姿勢や動きなどを認識する感覚

（6）暗順応と明順応……R4.4.問27
　①　暗順応……明るい場所から暗い場所に入った時に、初めは見えにくいが
　　　　　　　　徐々に見やすくなること
　②　明順応……暗い場所から明るい場所に入った時に、初めはまぶしいが徐々
　　　　　　　　にまぶしさを感じなくなること

問27　神経系に関する次の記述のうち、誤っているものはどれか。

（1）神経細胞（ニューロン）は、神経系を構成する基本的な単位で、通常、
　　　1個の細胞体、1本の軸索及び複数の樹状突起から成る。

（2）脊髄では、中心部が灰白質であり、その外側が白質である。

（3）大脳では、内側の髄質が白質であり、外側の皮質が灰白質である。

（4）体性神経には感覚器官からの情報を中枢に伝える感覚神経と、中枢から
　　　の命令を運動器官に伝える運動神経がある。

（5）交感神経系は、心拍数を増加し、消化管の運動を亢進する。

問27　（5）

　この問題は、「神経系」の知識を問う問題である。交感神経と副交感神経は、相反する作用を有している。

 重要ポイント

交感神経と副交感神経の働きを比較確認しておく。

①　交感神経………心拍数が<u>増加し</u>、消化管の運動を<u>抑制する</u>
②　副交感神経……心拍数が<u>減少し</u>、消化管の運動を<u>亢進する</u>

関連問題：R3.4.問21　R3.10.問21

過去の公表問題の重要ポイント

（1）感覚神経と運動神経それぞれの働き……H23.4.問23
①　感覚神経……身体各部の感覚器から得た刺激を脳などの中枢神経に伝える働き
②　運動神経……身体や内臓の筋肉の動きを指令するための中枢神経からの刺激を各部位に伝える働き

（2）小脳が支配している事柄……H22.4.問25
　小脳には、運動ならびに平衡覚の中枢がある

（3）大脳皮質が支配している事柄……R1.10.問23
　大脳皮質（灰白質）は、運動・感覚・記憶・思考・意志・感情の作用を支配する

（4）神経細胞（ニューロン）の形……H28.4.問22
　細胞体から通常1本の軸索、複数の樹状突起が突き出した形をしている

（5）末梢神経の分類等……H25.4.問25
①　末梢神経は、体性神経と自律神経からなる
②　体性神経は、感覚神経と運動神経からなる
③　自律神経は、各臓器の機能を意志とは無関係に調節している

問28　血液に関する次の記述のうち、誤っているものはどれか。

（1）血液は、血漿成分と有形成分から成り、血漿成分は血液容積の約55％を占める。

（2）血漿中の蛋白質のうち、アルブミンは血液の浸透圧の維持に関与している。

（3）白血球のうち、好中球には、体内に侵入してきた細菌や異物を貪食する働きがある。

（4）血小板のうち、リンパ球には、Ｂリンパ球、Ｔリンパ球などがあり、これらは免疫反応に関与している。

（5）血液の凝固は、血漿中のフィブリノーゲンがフィブリンに変化し、赤血球などが絡みついて固まる現象である。

問28　（4）

この問題は、「血液系」の知識を問う問題である。「Bリンパ球」と「T
リンパ球」の役割を確認しておく。

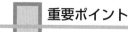
重要ポイント

> **リンパ球のそれぞれの役割を確認しておく。**
> ①　Bリンパ球……抗体を産生する
> ②　Tリンパ球……細菌や異物を認識する

関連問題：R2.10.問21　R3.4.問26　R4.4.問25

過去の公表問題の重要ポイント

（1）血漿中の代表的な成分……R3.4.問26
　アルブミン……血液浸透圧の維持に関与している
　グロブリン……免疫物質の抗体を含む

（2）凝固と凝集……H25.10.問26
　①　任意の2人の血液を混ぜると、赤血球が互いに集合する現象を起こすこと
　　がある。これを凝集という
　②　血液が血管の外に出ると、血漿中に含まれるフィブリノーゲンがフィブリ
　　ンに変化し、血球と結合して凝固する

（3）ヘマトクリットの定義……R2.4.問27
　血液の容積に対する赤血球の相対容積比

（4）貧血の場合のヘマトクリット値の変化……R2.4.問27
　貧血になるとヘマトクリット値は低くなる

（5）全血液に占める赤血球の割合……H30.4.問21
　赤血球は、全血液の体積の約40%を占めている

（6）ABO式血液型……H31.4.問24
　①　ABO式血液型は、赤血球の血液型分類
　②　A型の血清は抗B抗体を、B型の血清は抗A抗体を、またO型の血清は両
　　方の抗体を持つ。AB型の血清はいずれの抗体も持たない

（7）有形成分の数の男女差……R4.4.問25
　赤血球数は男女差があるが、白血球数と血小板数に男女差はない

問29　肝臓の機能として、誤っているものは次のうちどれか。

（1）コレステロールを合成する。

（2）尿素を合成する。

（3）ビリルビンを分解する。

（4）胆汁を生成する。

（5）血液凝固物質や血液凝固阻止物質を合成する。

問29 （3）

　この問題は、「消化器系（肝臓）」の知識を問う問題である。肝臓は、赤血球中の分解物からビリルビンを合成して、胆汁に排泄する。この問題は、正解の選択肢の内容よりも、むしろ肝臓で合成されるもの（血漿中のタンパク質、尿素、胆汁など）など、正解以外の選択肢の内容をよく確認しておくことをお勧めしたい。

 重要ポイント

ビリルビンの合成過程を確認しておく。

肝臓は、赤血球中の分解物からビリルビンを合成して、胆汁に排泄する

関連問題：R2.10.問24　R3.4.問22　R4.4.問24

過去の公表問題の重要ポイント
（1）3大栄養素のそれぞれの分解物が、それぞれ肝臓で何というものに変化するか……H23.4.問24
①　ブドウ糖（グルコース）　→　グリコーゲン
②　アミノ酸　→　血漿中のタンパク質（アルブミン等）
③　脂肪、グリセリン　→　コレステロール、リン脂質
（2）尿素は、何から作られているか……H26.4.問24
肝臓は、血中のタンパク質の分解物であるアンモニアから尿素を合成して血中に放出している
（3）赤血球、血漿中のタンパク質はどこで作られているか……H27.10.問24
赤血球……骨髄で作られている
血漿中のタンパク質（アルブミンなど）……肝臓で作られている
（4）胆汁……R2.10.問24
胆汁は肝臓で作られるアルカリ性の消化液で、酵素は含まないが、食物中の脂肪を乳化させ、脂肪分解の働きを助ける

問30 脂肪の分解・吸収及び脂質の代謝に関する次の記述のうち、誤っている
ものはどれか。
（1）胆汁は、アルカリ性で、消化酵素は含まないが、食物中の脂肪を乳化さ
せ、脂肪分解の働きを助ける。
（2）脂肪は、膵臓から分泌される消化酵素である膵アミラーゼにより脂肪酸
とグリセリンに分解され、小腸の絨毛から吸収される。
（3）肝臓は、過剰な蛋白質及び糖質を中性脂肪に変換する。
（4）コレステロールやリン脂質は、神経組織の構成成分となる。
（5）脂質は、糖質や蛋白質に比べて多くのＡＴＰを産生することができるの
で、エネルギー源として優れている。

問30 （2）

　この問題は、「消化器系」の知識を問う問題である。脂肪を分解する消化酵素は「リパーゼ」である。

 重要ポイント

３大栄養素それぞれの分解に関わる消化酵素を確認しておく。

① トリプシン、ペプシン：タンパク質を分解する消化酵素
② リパーゼ：脂肪を分解する消化酵素
③ アミラーゼ：糖質（炭水化物）を分解する消化酵素

関連問題：R2.10.問24　R3.4.問24　R3.10.問23　R4.4.問26

過去の公表問題の重要ポイント

過去の公表問題の重要ポイント
（１）胆汁……R2.10.問24
　胆汁はアルカリ性の消化液で、酵素は含まないが、食物中の脂肪を乳化させ、脂肪分解の働きを助ける

（２）膵液に含まれている消化酵素……R3.10.問23
① トリプシン
② リパーゼ
③ アミラーゼ

ワンポイントコラム 2

記録の保存は何年間？

書類の保存年数に着目しました。

（1） 衛生委員会の議事録は3年間
　　衛生委員会は、議事で重要なものに係る記録を作成して、3年間保存しなければならない。
（法令：安衛則第23条／関連問題：R4.4.問2）

（2） 医師による面接指導の記録は5年間
　　事業主は、医師による面接指導の結果に基づき、その記録を作成し、5年間保存しなければならない。
（法令：安衛則第52条の6／関連問題：R4.10.問5）

（3） 雇入時の健康診断の個人票は5年間
　　事業主は、雇入時の健康診断の結果に基づき、健康診断個人票を作成し、5年間保存しなければならない。
（法令：安衛則第51条／関連問題：R4.4.問4）

（4） 労働関係に関する重要書類は5年間
　　使用者は、労働者名簿、賃金台帳及び雇入、解雇、災害補償、賃金その他労働関係に関する重要な書類を5年間保存しなければならない。
（法令：労基法第109条）
※令和2年4月1日以後、法改正により保存年数が3年から5年に延長されました。ただし、当分の間は3年が適用されます。

■ 関係法令 ■

問1　事業場の衛生管理体制に関する次の記述のうち、法令上、誤っているも
のはどれか。

ただし、衛生管理者及び産業医の選任の特例はないものとする。

（1）常時200人以上の労働者を使用する各種商品小売業の事業場では、総括
安全衛生管理者を選任しなければならない。

（2）常時1,000人を超え2,000人以下の労働者を使用する事業場では、4人以
上の衛生管理者を選任しなければならない。

（3）常時50人以上の労働者を使用する通信業の事業場では、第二種衛生管理
者免許を受けた者のうちから衛生管理者を選任することができる。

（4）2人以上の衛生管理者を選任する場合、そのうち1人についてはその事
業場に専属でない労働衛生コンサルタントのうちから選任することができ
る。

（5）常時700人の労働者を使用し、そのうち深夜業を含む業務に常時500人以
上の労働者を従事させる事業場では、その事業場に専属の産業医を選任し
なければならない。

問1　（1）

　この問題は、「安全衛生管理体制」の知識を問う問題である。総括安全衛生管理者の選任は、事業場の業種と常時使用労働者数によって異なる。<u>通信業、各種商品小売業、旅館業、ゴルフ場業の事業場は、常時使用する労働者が300人以上の場合</u>、総括安全衛生管理者の選任が義務付けられる。

 重要ポイント

総括安全衛生管理者の選任が義務付けられる代表的な業種と常時使用労働者数を確認しておく。

医療業では、常時使用労働者数が1,000人以上の事業場の場合、総括安全衛生管理者の選任が義務付けられる

法令：安衛法第10条、安衛令第2条
関連問題：R3. 10. 問2　R4. 10. 問1

問2　衛生委員会に関する次の記述のうち、法令上、正しいものはどれか。

（1）衛生委員会の議長は、衛生管理者である委員のうちから、事業者が指名しなければならない。

（2）衛生委員会の議長を除く委員の半数は、事業場に労働者の過半数で組織する労働組合があるときにおいてはその労働組合、労働者の過半数で組織する労働組合がないときにおいては労働者の過半数を代表する者が指名しなければならない。

（3）衛生管理者として選任しているが事業場に専属でない労働衛生コンサルタントを、衛生委員会の委員として指名することはできない。

（4）衛生委員会の付議事項には、労働者の精神的健康の保持増進を図るための対策の樹立に関することが含まれる。

（5）衛生委員会は、毎月1回以上開催するようにし、議事で重要なものに係る記録を作成して、これを5年間保存しなければならない。

問2 （4）

この問題は、「安全衛生管理体制」の知識を問う問題である。衛生委員会の議長は、総括安全衛生管理者または総括安全衛生管理者以外の者で事業の実施を統括管理するもののうちから事業者が指名した者がなる。衛生委員会の議長以外の委員の半数については、事業場に労働者の過半数で組織する労働組合がないときは、労働者の過半数を代表する者の推薦に基づき指名しなければならない。

また、衛生委員会は、毎月1回開催するようにし、議事で重要なものに係る記録を作成して3年間保存しなければならない。

重要ポイント

衛生委員会の代表的な付議事項を確認しておく。

労働者の精神的健康の保持増進を図るための対策の樹立に関すること

法令：安衛法第18条
関連問題：R2.10.問4

問3　総括安全衛生管理者又は産業医に関する次の記述のうち、法令上、誤っているものはどれか。

　　ただし、産業医の選任の特例はないものとする。

（1）総括安全衛生管理者は、事業場においてその事業の実施を統括管理する者をもって充てなければならない。

（2）都道府県労働局長は、労働災害を防止するため必要があると認めるときは、総括安全衛生管理者の業務の執行について事業者に勧告することができる。

（3）総括安全衛生管理者が旅行、疾病、事故その他やむを得ない事由によって職務を行うことができないときは、代理者を選任しなければならない。

（4）産業医は、衛生委員会を開催した都度作成する議事概要を、毎月1回以上、事業者から提供されている場合には、作業場等の巡視の頻度を、毎月1回以上から2か月に1回以上にすることができる。

（5）事業者は、産業医から労働者の健康管理等について勧告を受けたときは、当該勧告の内容及び当該勧告を踏まえて講じた措置の内容（措置を講じない場合にあっては、その旨及びその理由）を記録し、これを3年間保存しなければならない。

問3 （4）

　この問題は「安全衛生管理体制」の知識を問う問題である。事業場においてその事業を統括管理する者は、産業医として選任することはできない。旅行、疾病、事故その他やむを得ない事由によって職務を行うことができないときに、事業者が代理者を選任しなければならないのは、産業医ではなく総括安全衛生管理者である。

　また、産業医が作業場等の巡視の頻度を、毎月１回以上から２か月に１回以上にすることができるためには、事業場から所定の情報を提供されていること、事業者の同意を得ていること、の２つの要件が必要である。

 重要ポイント

産業医の定期巡視について確認しておく。

産業医は、事業者から、毎月１回以上、所定の情報の提供を受けている場合で、事業者の同意を得ているときは、作業場等の巡視の頻度を、毎月１回以上から２か月に１回以上にすることができる

法令：安衛法第13条、安衛則第13条、同第14条の４、同第15条
関連問題：R3.4.問3　R3.10.問3　R4.10.問3

問4 労働安全衛生規則に基づく医師による雇入時の健康診断に関する次の記述のうち、誤っているものはどれか。

（1）医師による健康診断を受けた後3か月を経過しない者を雇い入れる場合、その健康診断の結果を証明する書面の提出があったときは、その健康診断の項目に相当する雇入時の健康診断の項目は省略することができる。

（2）雇入時の健康診断では、40歳未満の者について医師が必要でないと認めるときは、貧血検査、肝機能検査等一定の検査項目を省略することができる。

（3）事業場において実施した雇入時の健康診断の項目に異常の所見があると診断された労働者については、その結果に基づき、健康を保持するために必要な措置について、健康診断が行われた日から3か月以内に、医師の意見を聴かなければならない。

（4）雇入時の健康診断の結果に基づき、健康診断個人票を作成して、これを5年間保存しなければならない。

（5）常時50人以上の労働者を使用する事業場であっても、雇入時の健康診断の結果については、所轄労働基準監督署長に報告する必要はない。

問4 （2）

　この問題は、「健康診断等」の知識を問う問題である。代表的な省略できる検査項目、ならびに省略できない検査項目を押さえておく。雇入時の健康診断における聴力の検査は、医師が適当と認めるその他の方法によって行うことはできない。また、健康診断結果報告が必要な一般健康診断は、定期健康診断（常時50人以上の労働者を使用する場合）であることも確認しておく。なお、雇入時の健康診断の結果は、所轄労働基準監督署長に報告する規定はない。

重要ポイント

代表的な省略のできる項目、省略のできない項目を確認しておく。

1. 省略できる項目
   ① 雇入時健康診断……健診後３か月を経過しない者が書面による結果の提出をしたときは、相当する項目を省略できる
   ② 海外派遣労働者健康診断……他の健康診断を実施した日から６か月間に限り、相当する項目を省略できる
2. 省略できない項目
   ① 雇入時健康診断……医師の判断で省略できる項目なし
   ② 定期健康診断………自覚症状及び他覚症状の有無の検査、血圧の測定、尿検査など

法令：安衛法第66条、安衛則第43条、同第44条、同第45条、同第45条の２
関連問題：R2.10.問3　R3.4.問4　R4.10.問4

過去の公表問題の重要ポイント

（1）雇入時の健康診断項目には、1000ヘルツ及び4000ヘルツの音に係る聴力の検査が含まれる（安衛則第43条）……R3.10.問4

（2）深夜業を含む業務に常時従事する労働者に対し、６か月以内ごとに１回、定期に、健康診断を行わなければならない。胸部エックス線検査については、１年以内ごとに１回、定期に行う（安衛則第45条）……H30.4.問25

問5　事業場の建築物、施設等に関する措置について、労働安全衛生規則の衛生基準に違反していないものは次のうちどれか。

（1）日常行う清掃のほか、1年以内ごとに1回、定期に、統一的に大掃除を行っている。

（2）男性25人、女性25人の労働者を常時使用している事業場で、労働者が臥床することのできる休養室又は休養所を男性用と女性用に区別して設けていない。

（3）60人の労働者を常時就業させている屋内作業場の気積が、設備の占める容積及び床面から4mを超える高さにある空間を除き、500m³となっている。

（4）事業場に附属する食堂の床面積を、食事の際の1人について、0.8m²としている。

（5）労働衛生上の有害業務を有しない事業場において、窓その他の開口部の直接外気に向かって開放することができる部分の面積が、常時床面積の15分の1である屋内作業場に、換気設備を設けていない。

問5 （5）

この問題は、「労働安全衛生規則」の知識を問う問題である。数字で基準が定められている代表的なものについて押さえておく。

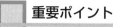

重要ポイント

主な基準を確認しておく。

① 照明設備の点検、ねずみ・昆虫の調査は6か月以内ごとに1回、定期に行い、必要な措置をとる
② 有害な業務を行っていない屋内作業場において、窓その他の直接外気に向かって開放することのできる部分の面積が、常時床面積の20分の1以上であるものには換気設備を設けなくてもよい
③ 常時50人（男性＋女性）以上または常時30人以上の女性労働者を使用する時は、臥床（がしょう）することのできる休養室などを男性用と女性用に区別して設ける

法令：安衛則第601条、同第605条、同第618条、同第619条
関連問題：R2.10.問7　R3.4.問7　R3.10.問7　R4.10.問8

関連するポイント

（1）労働者を常時就業させている屋内作業場の気積は、設備の占める容積及び床面から4メートルを超える高さにある空間を除き、労働者1人につき10立方メートル（m³）以上（安衛則第600条）

（2）男性用小便所の個所数は、同時に就業する男性労働者30人以内ごとに1個以上設けなければならない。ただし、2021（令和3年）12月1日に法令改正があり、同時に就業する労働者数が10人以内の場合は、男性用と女性用に区別しない独立個室型の便所で足りることになった。ただし、既存の男女別便所を廃止することはできない（安衛則第628条、事務所則第17条）

（3）食堂の床面積は、食事の際の1人につき、1平方メートル（m²）以上（安衛則第630条）

問6　雇入れ時の安全衛生教育に関する次の記述のうち、法令上、正しいものはどれか。

（1）常時使用する労働者が10人未満である事業場では、教育を省略することができる。

（2）1か月以内の期間を定めて雇用する者については、危険又は有害な業務に従事する者を除き、教育を省略することができる。

（3）飲食店の事業場においては、教育事項のうち、「作業手順に関すること」については省略することができる。

（4）旅館業の事業場においては、教育事項のうち、「作業開始時の点検に関すること」については省略することができる。

（5）教育を行ったときは、教育の受講者、教育内容等の記録を作成して、これを1年間保存しなければならない。

問6 （3）

　この問題は、「安全衛生教育」の知識を問う問題である。雇入れ時の安全衛生教育科目としては、8項目定められている。これらの全部または一部を省略することができる場合が2通りある。通信業や百貨店など各種商品小売業、旅館業、ゴルフ場業の事業場は省略できない業種である。また、作業内容を変更した時は、雇入れ時の安全衛生教育に準じ、その従事する業務に関する安全または衛生のための教育を行わなければならない。

 重要ポイント

省略することができる2通りの場合を確認しておく。

1. 労働災害の発生する危険性の少ない事務労働主体の業種（金融業、警備業、飲食店など）では、①機械等の取扱い方法、②安全装置等の取扱い方法、③作業手順、④作業開始時の点検　の4項目が省略できる
2. 十分な知識及び技能を有していると認められる者は、8項目の全部または一部の項目が省略できる

法令：安衛法第59条、安衛令第2条、安衛則第35条
関連問題：R2.10.問6　R3.4.問6　R3.10.問6

関連するポイント

（1）従事させる業務に関して発生するおそれのある疾病の原因及び予防に関することは、事業場の業種にかかわらず教育が必要な事項（安衛則第35条）

（2）事故時等における応急措置及び退避に関することは、事業場の業種にかかわらず教育が必要な事項（安衛則第35条）

（3）事業者は、労働者を雇い入れ、または労働者の作業内容を変更したときは、遅滞なく、必要な項目について、教育を行う（安衛則第35条）

問7　労働安全衛生法に基づく労働者の心理的な負担の程度を把握するための
　　　検査（以下「ストレスチェック」という。）及びその結果等に応じて実施
　　　される医師による面接指導に関する次の記述のうち、法令上、正しいもの
　　　はどれか。
（1）常時50人以上の労働者を使用する事業場においては、6か月以内ごとに
　　　1回、定期に、ストレスチェックを行わなければならない。
（2）事業者は、ストレスチェックの結果が、衛生管理者及びストレスチェッ
　　　クを受けた労働者に通知されるようにしなければならない。
（3）労働者に対して行うストレスチェックの事項は、「職場における当該労
　　　働者の心理的な負担の原因」、「当該労働者の心理的な負担による心身の自
　　　覚症状」及び「職場における他の労働者による当該労働者への支援」に関
　　　する項目である。
（4）事業者は、ストレスチェックの結果、心理的な負担の程度が高い労働者
　　　全員に対し、医師による面接指導を行わなければならない。
（5）事業者は、医師による面接指導の結果に基づき、当該面接指導の結果の
　　　記録を作成して、これを3年間保存しなければならない。

問7 （3）

　この問題は、「健康診断等」の知識を問う問題である。事業者は、労働者に対して、医師等による心理的な負担の程度を把握するための検査（「ストレスチェック」）を行わなければならない。医師等とは、医師のほかに保健師、歯科医師、看護師、精神保健福祉士、公認心理師をいう。ストレスチェックの事項を押さえておく。

> ### 重要ポイント
> #### ストレスチェックの事項を確認しておく。
> ① 当該労働者の心理的な負担の原因
> ② 当該労働者の心理的な負担による心身の自覚症状
> ③ 他の労働者による当該労働者への支援

法令：安衛法第66条の10、安衛則第52条の9、同第52条の10
関連問題：R2.10.問5　R3.4.問5　R3.10.問5　R4.10.問6

関連するポイント

（1）事業者は、常時使用する労働者に対し、1年以内ごとに1回、定期に、ストレスチェックを行わなければならない（安衛則第52条の9）

（2）産業医を選任しなければならない事業場以外の事業場についてのストレスチェックの適用については、当分の間、「行わなければならない」とあるのは「行うよう努めなければならない」とする（安衛法附則第4条）
※産業医を選任しなければならない事業場：常時50人以上の労働者を使用する事業場（安衛令第5条）

（3）事業者は、ストレスチェックを受けた労働者に対し、医師等からストレスチェックの結果が通知されるようにしなければならない（安衛法第66条の10）

（4）事業者は、ストレスチェックの結果、心理的な負担の程度が高い労働者からの申し出に応じて、医師による面接指導を行わなければならない（安衛法第66条の10）

（5）事業者は、労働者から同意を得て、医師からストレスチェックの結果を受けた場合は、その結果の記録を作成して、5年間保存しなければならない（安衛則第52条の13）

問8 事務室の空気環境の測定、設備の点検等に関する次の記述のうち、法令
上、誤っているものはどれか。

（1）燃焼器具を使用するときは、発熱量が著しく少ないものを除き、毎日、
異常の有無を点検しなければならない。

（2）事務室において使用する機械による換気のための設備については、2か
月以内ごとに1回、定期に、異常の有無を点検しなければならない。

（3）空気調和設備内に設けられた排水受けについては、原則として、1か月
以内ごとに1回、定期に、その汚れ及び閉塞の状況を点検し、必要に応じ、
その清掃等を行わなければならない。

（4）中央管理方式の空気調和設備を設けた建築物内の事務室については、空
気中の一酸化炭素及び二酸化炭素の含有率を、3か月以内ごとに1回、定
期に、測定しなければならない。

（5）事務室の建築、大規模の修繕又は大規模の模様替を行ったときは、その
事務室における空気中のホルムアルデヒドの濃度を、その事務室の使用を
開始した日以後所定の時期に1回、測定しなければならない。

問8　（4）

この問題は、「事務所衛生基準規則」の知識を問う問題である。空気調和設備内に設けられた排水受けについては、1か月以内ごとに1回、定期にその汚れおよび閉塞の状況を点検し、必要に応じ、その清掃等を行わなければならない。

重要ポイント

中央管理方式の空気調和設備を設けた建築物内の事務室の点検基準を確認しておく。

中央管理方式の空気調和設備を設けた建築物内の事務室については、空気中の一酸化炭素及び二酸化炭素の含有率を、2か月以内ごとに1回、定期に、測定しなければならない

法令：事務所則第7条、同9条、同第9条の2
関連問題：R2.10.問8　R3.4.問8　R4.10.問7

過去の公表問題の重要ポイント

（1）事務室の建築、大規模の修繕又は大規模の模様替えを行ったときは、その事務室の使用開始後所定の時期に1回、その事務室における空気中のホルムアルデヒドの濃度を測定（事務所則第7条の2）……R4.10.問7

（2）燃焼器具を使用するときは、発熱量が著しく少ないものを除き、毎日、異常の有無を点検（事務所則第6条）……R4.10.問7

（3）機械による換気の設備は2か月以内ごとに1回、定期に異常の有無を点検（事務所則第9条）……R4.10.問7

問9　週所定労働時間が25時間、週所定労働日数が４日である労働者であっ
　　て、雇入れの日から起算して３年６か月継続勤務したものに対して、その
　　後１年間に新たに与えなければならない年次有給休暇日数として、法令
　　上、正しいものは次のうちどれか。

　　　ただし、その労働者はその直前の１年間に全労働日の８割以上出勤した
　　ものとする。
（１）８日
（２）10日
（３）12日
（４）14日
（５）16日

問9 （2）

この問題は、「労働基準法の年次有給休暇」の知識を問う問題である。週所定労働時間が30時間以上かつ週所定労働日数が4日で、雇入れの日から起算して3年6か月継続勤務した労働者に対して新たに付与される年次有給休暇は14日である。

一方、週所定労働時間が30時間未満かつ週所定労働日数が4日で、雇入れの日から起算して3年6か月継続勤務した労働者に対して新たに付与される年次有給休暇は10日であるので注意が必要。

ただし、いずれも直前の勤務1年間の出勤率は8割以上あるものとする。

重要ポイント

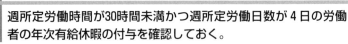
週所定労働時間が30時間未満かつ週所定労働日数が4日の労働者の年次有給休暇の付与を確認しておく。

雇入れの日から起算して3年6か月継続勤務した労働者に対して新たに付与される年次有給休暇は10日である

法令：労基法第39条
関連問題：R3.10.問10　R4.10.問10

問10 労働基準法に定める妊産婦等に関する次の記述のうち、法令上、誤っているものはどれか。

ただし、常時使用する労働者数が10人以上の規模の事業場の場合とし、管理監督者等とは、「監督又は管理の地位にある者等、労働時間、休憩及び休日に関する規定の適用除外者」をいうものとする。

（1）妊産婦とは、妊娠中の女性及び産後１年を経過しない女性をいう。

（2）妊娠中の女性が請求した場合においては、他の軽易な業務に転換させなければならない。

（3）１年単位の変形労働時間制を採用している場合であっても、妊産婦が請求した場合には、管理監督者等の場合を除き、１週40時間、１日８時間を超えて労働させてはならない。

（4）フレックスタイム制を採用している場合であっても、妊産婦が請求した場合には、管理監督者等の場合を除き、１週40時間、１日８時間を超えて労働させてはならない。

（5）生理日の就業が著しく困難な女性が休暇を請求したときは、その者を生理日に就業させてはならない。

問10 （4）

この問題は、「労働基準法の妊産婦」の知識を問う問題である。

妊産婦が請求した場合は、使用者は変形労働時間制（フレックスタイム制は除く）による法定時間外労働をさせてはならない。また、妊産婦が請求した場合は、使用者は深夜業をさせてはならない。

一方、管理監督者等は、労働時間、休憩及び休日に関する規定は適用除外であるが、深夜業は除外されない。したがって、妊産婦が請求した場合は、管理監督者等の場合も深夜業をさせてはならない。さらに、<u>妊娠中の女性が請求した場合は、管理監督者等の場合も他の軽易な業務に転換させなければならない</u>。妊産婦及び妊娠中の女性と管理監督者等の適用除外を押さえておく。

重要ポイント

妊産婦と管理監督者等の適用除外を確認しておく。

妊娠中の女性が請求した場合は、<u>管理監督者等の場合も</u>他の軽易な業務に転換させなければならない

法令：労基法第41条、同第65条、同第66条
関連問題：R4.10.問9

問11　一般の事務室における換気に関する次のAからDの記述について、誤っ
ているものの組合せは（1）〜（5）のうちどれか。

　A　人間の呼気の成分の中で、酸素の濃度は約16％、二酸化炭素の濃度
は約4％である。

　B　新鮮な外気中の酸素濃度は約21％、二酸化炭素濃度は0.3〜0.4％程
度である。

　C　室内の必要換気量（m³/h）は、次の式により算出される。

$$\frac{\text{室内にいる人が1時間に呼出する二酸化炭素量 (m³/h)}}{\text{室内二酸化炭素基準濃度(\%) － 外気の二酸化炭素濃度(\%)}} \times 100$$

　D　必要換気量の算出に当たって、室内二酸化炭素基準濃度は、通常、
1％とする。

（1）　A，B
（2）　A，C
（3）　B，C
（4）　B，D
（5）　C，D

問11 （4）

　この問題は、「事務室等の作業環境管理」の知識を問う問題である。人間の呼気中には、二酸化炭素（CO_2）が含まれている。換気不良になると二酸化炭素濃度は上昇する。通常、部屋の全体的な換気状態の指標には、この二酸化炭素濃度が用いられており、全体換気量の算出も二酸化炭素濃度をベースに行っている。計算に用いる定数を確認しておきたい。

重要ポイント

> **計算に用いる定数を確認しておく。**
>
> ① 室内の二酸化炭素基準濃度……1,000ppm（0.1%）
> ② 外気の二酸化炭素濃度……300〜400ppm（0.03〜0.04%）
> ③ 呼気中の二酸化炭素濃度……4%

関連問題：R2. 10. 問11　R3. 4. 問11　R3. 10. 問11　R4. 10. 問11

過去の公表問題の重要ポイント

（1）必要換気量の計算式……R3. 4. 11

① 算出に用いる数値は、全て二酸化炭素ガスの数値である

② 必要換気量 $= \dfrac{\text{室内にいる人が1時間に呼出する}CO_2\text{量}}{(\text{室内}CO_2\text{基準濃度}) - (\text{外気の}CO_2\text{濃度})}$

（2）分母の単位によって計算方法が異なる……R3. 4. 問11

① 分母の数値をppmで計算する時は上式の計算結果を1,000,000倍する

② 分母の数値を%で計算する時は上式の計算結果を100倍する

問12　温熱条件に関する次の記述のうち、誤っているものはどれか。

（1）WBGTは、日射がない場合は、自然湿球温度と黒球温度の測定値から算出される。

（2）熱中症はⅠ度からⅢ度までに分類され、このうちⅢ度が最も重症である。

（3）WBGT基準値は、健康な作業者を基準に、ばく露されてもほとんどの者が有害な影響を受けないレベルに相当するものとして設定されている。

（4）WBGT基準値は、身体に対する負荷が大きな作業の方が、負荷が小さな作業より小さな値となる。

（5）温度感覚を左右する環境条件は、気温、湿度及びふく射（放射）熱の三つの要素で決まる。

問12 （5）

この問題は、「温熱環境」の知識を問う問題である。それぞれの温熱指数などを算出するために必要な測定値、ならびに温度感覚という言葉も含めて、それぞれの温熱指数に関係する要素をよく把握しておく。

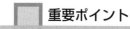

重要ポイント

温熱指数などを算出するために必要な測定値を確認しておく。

① 相対湿度……乾球温度、湿球温度
② 不快指数……乾球温度、湿球温度
③ 実効温度（感覚温度）……乾球温度、湿球温度、気流
④ ＷＢＧＴ……屋外で太陽照射がある場合には自然湿球温度、黒球温度、乾球温度、屋内あるいは屋外で太陽照射がない場合には、自然湿球温度、黒球温度

重要ポイント

温熱指数などに関係する要素を確認しておく。

① 温度感覚（温熱環境）……気温、湿度、気流、輻射熱
　＊　ＷＢＧＴは、この四要素を考慮した温熱指数である
② 実効温度……気温、湿度、気流
③ 不快指数……気温、湿度

関連問題：R2. 10. 問12　R3. 4. 問12　R3. 10. 問12　R4. 10. 問13

過去の公表問題の重要ポイント

ＷＢＧＴの計算式……R3. 4. 問12
　① 屋外で太陽照射がある場合
　　ＷＢＧＴ＝0.7×自然湿球温度＋0.2×黒球温度＋0.1×乾球温度

　② 屋内の場合、屋外で太陽照射がない場合
　　ＷＢＧＴ＝0.7×自然湿球温度＋0.3×黒球温度

問13　照明、採光などに関する次の記述のうち、誤っているものはどれか。

（1）北向きの窓では、直射日光はほとんど入らないが一年中平均した明るさが得られる。

（2）全般照明と局部照明を併用する場合、全般照明による照度は、局部照明による照度の5分の1程度としている。

（3）前方から明かりを取るときは、まぶしさをなくすため、眼と光源を結ぶ線と視線とがなす角度が、40°以上になるように光源の位置を決めている。

（4）照明設備は、1年以内ごとに1回、定期に点検し、異常があれば電球の交換などを行っている。

（5）部屋の彩色として、目の高さ以下は、まぶしさを防ぎ安定感を出すために濁色とし、目より上方の壁や天井は、明るい色を用いるとよい。

問13 （4）

この問題は、「視環境」の知識を問う問題である。照明設備は、6か月以内ごとに1回、定期に点検を行うことが労働安全衛生規則第605条で定められている。

 **重要ポイント**

照明設備の点検頻度を確認しておく。

照明設備は、<u>6か月以内ごと</u>に1回点検を行う

関連問題：R2.10.問13　R3.4.問13　R3.10.問13　R4.10.問12

過去の公表問題の重要ポイント

（1）前方から明かりを取るときの配慮……H23.4.問13　H23.10.問13
　目と光源を結ぶ線と視線とが作る角度は<u>30°以上</u>

（2）照度の単位……H24.10.問13
　照度の単位は、<u>ルクス（1x）</u>である

（3）全般照明と局部照明を併用する際のバランス……H28.10.問13
　全般照明と局部照明を併用する際の全般照明の照度は、局部照明による照度の少なくともおよそ<u>10分の1以上</u>が望ましい

（4）1ルクスの定義……R3.4.問13
　1カンデラの光源から、<u>1m</u>離れたところで、その光に垂直な面が受ける明るさのこと

問14 厚生労働省の「職場における受動喫煙防止のためのガイドライン」において、「喫煙専用室」を設置する場合に満たすべき事項として定められていないものは、次のうちどれか。

（1）喫煙専用室の出入口において、室外から室内に流入する空気の気流が、0.2m/s以上であること。

（2）喫煙専用室の出入口における室外から室内に流入する空気の気流について、6か月以内ごとに1回、定期に測定すること。

（3）喫煙専用室のたばこの煙が室内から室外に流出しないよう、喫煙専用室は、壁、天井等によって区画されていること。

（4）喫煙専用室のたばこの煙が屋外又は外部の場所に排気されていること。

（5）喫煙専用室の出入口の見やすい箇所に必要事項を記載した標識を掲示すること。

問14 （2）

この問題は、「健康管理」の知識を問う問題である。「職場における受動喫煙防止のためのガイドライン」では、喫煙専用室、あるいは指定たばこ専用喫煙室について、維持管理のための定期的な測定までは示されていない。この問題については、正解以外の選択肢で取り上げられている、ガイドラインの要点を学んでおきたい。

重要ポイント

> **維持管理のための測定について確認しておく。**
> 維持管理のための定期的な測定は示されていない

関連問題：R4. 10. 問14

＊　この問題は、本書の2022年度版の「最新情報」で紹介した問題であり、今回初めて公表された。

参考資料：「職場における受動喫煙防止のためのガイドライン」（令和元年7月発出）

関連するポイント

（1）喫煙専用室の技術的基準
　第二種施設（一般の事務所や工場など）で喫煙専用室を設ける時には、次の技術的基準を満たす必要がある
　①　出入口において、室外から室内に流入する空気の気流が、0.2メートル毎秒以上であること
　②　たばこの煙が室内から室外に流出しないよう、壁、天井等によって区画されていること
　③　たばこの煙が屋外又は外部の場所に排気されていること

（2）喫煙専用室の標識
　①　専ら喫煙をすることができる場所である旨の標識
　②　20歳未満の者の立入りが禁止されている旨の標識

問15 労働衛生管理に用いられる統計に関する次の記述のうち、誤っているものはどれか。

（1）健康診断において、対象人数、受診者数などのデータを計数データといい、身長、体重などのデータを計量データという。

（2）生体から得られたある指標が正規分布である場合、そのばらつきの程度は、平均値や最頻値によって表される。

（3）集団を比較する場合、調査の対象とした項目のデータの平均値が等しくても分散が異なっていれば、異なった特徴をもつ集団であると評価される。

（4）ある事象と健康事象との間に、統計上、一方が多いと他方も多いというような相関関係が認められたとしても、それらの間に因果関係があるとは限らない。

（5）静態データとは、ある時点の集団に関するデータであり、動態データとは、ある期間の集団に関するデータである。

問15 （2）

この問題は、「労働衛生管理統計」の知識を問う問題である。一般に生体から得られた諸指標の分布は、多くの場合、正規分布と呼ばれる型をとることが多い。

重要ポイント

正規分布の場合、データのばらつきの程度は何で表すかを確認しておく。

ばらつきの程度は「分散」やその平方根である「標準偏差」で表す

関連問題：R3. 10. 問14　R4. 10. 問19

過去の公表問題の重要ポイント

（1）検査におけるスクリーニングレベルの設定……H26. 10. 問16
　偽陽性率が高く、偽陰性率が低くなるように、スクリーニングレベルを低めに設定して検査を行っている

（2）有所見率と発生率の定義……H26. 4. 問16
　①　有所見率……ある時点における検査人員に対する有所見者の割合（静態データ）
　②　発生率………一定期間に有所見等が発生した人の割合（動態データ）

問16　厚生労働省の「職場における腰痛予防対策指針」に基づく腰痛予防対策に関する次の記述のうち、正しいものはどれか。

（1）作業動作、作業姿勢についての作業標準の策定は、その作業に従事する全ての労働者に一律な作業をさせることになり、個々の労働者の腰痛の発生要因の排除又は低減ができないため、腰痛の予防対策としては適切ではない。

（2）重量物取扱い作業の場合、満18歳以上の男性労働者が人力のみにより取り扱う物の重量は、体重のおおむね50％以下となるようにする。

（3）重量物取扱い作業の場合、満18歳以上の女性労働者が人力のみにより取り扱う物の重量は、男性が取り扱うことのできる重量の60％位までとする。

（4）重量物取扱い作業に常時従事する労働者に対しては、当該作業に配置する際及びその後1年以内ごとに1回、定期に、医師による腰痛の健康診断を行う。

（5）腰部保護ベルトは、重量物取扱い作業に従事する労働者全員に使用させるようにする。

問16 （3）

　この問題は、「作業要因とそれによる職業性疾病」の知識を問う問題である。正解の選択肢以外の内容についても確認しておきたい。

重要ポイント

人力のみで取り扱う物の重量を確認しておく。

① 満18歳以上の男性労働者……体重のおおむね40%以下
② 満18歳以上の女性労働者……男性が取り扱うことのできる重量
　　　　　　　　　　　　　　　　の60%位まで

関連問題：R2.10.問16　R3.4.問20　R3.10.問15　R4.10.問16
参考資料：「職場における腰痛予防対策指針」（平成25年6月発出）

過去の公表問題の重要ポイント

腰掛作業の作業姿勢……R3.10.問15
　椅子に深く腰を掛けて、背もたれで体幹を支え、履物の足裏全体が床に接する
　姿勢

関連するポイント

（1）腰部保護ベルト……一律に使用させるのではなく、労働者ごとに効果を確
　　　認してから使用の適否を判断する

（2）床が硬いと、立っているだけで腰部への衝撃が大きい。クッション性のあ
　　　る作業靴やマットを利用する

（3）健康診断……6か月以内ごとに1回、定期に、腰痛の健康診断（画像検査
　　　など）を実施する

問17　厚生労働省の「労働安全衛生マネジメントシステムに関する指針」に関する次の記述のうち、誤っているものはどれか。

（1）この指針は、労働安全衛生法の規定に基づき機械、設備、化学物質等による危険又は健康障害を防止するため事業者が講ずべき具体的な措置を定めるものではない。

（2）このシステムは、生産管理等事業実施に係る管理と一体となって運用されるものである。

（3）このシステムでは、事業者は、事業場における安全衛生水準の向上を図るための安全衛生に関する基本的考え方を示すものとして、安全衛生方針を表明し、労働者及び関係請負人その他の関係者に周知させる。

（4）このシステムでは、事業者は、安全衛生方針に基づき設定した安全衛生目標を達成するため、事業場における危険性又は有害性等の調査の結果等に基づき、一定の期間を限り、安全衛生計画を作成する。

（5）事業者は、このシステムに従って行う措置が適切に実施されているかどうかについて調査及び評価を行うため、外部の機関による監査を受けなければならない。

問17　（5）

　この問題は、「衛生管理体制」の知識を問う問題である。システム監査の実施者は、必要な能力を有し、システム監査の実施に当たって公平かつ客観的な立場にある者であることが求められているが、企業内部の者、企業外部の者のいずれが実施しても差し支えない。

重要ポイント

システム監査の実施者を確認しておく。

企業内部の者、企業外部の者のいずれが実施しても差し支えない

関連問題：R3. 10. 問20

参考資料：「労働安全衛生マネジメントシステムに関する指針」（平成18年3月発出）

問18 メタボリックシンドローム診断基準に関する次の文中の　　　内に入れるAからDの語句又は数値の組合せとして、正しいものは（1）～（5）のうちどれか。

「日本人のメタボリックシンドローム診断基準で、腹部肥満（　A　脂肪の蓄積）とされるのは、腹囲が男性では　B　cm以上、女性では　C　cm以上の場合であり、この基準は、男女とも　A　脂肪面積が　D　cm²以上に相当する。」

	A	B	C	D
（1）	内臓	85	90	100
（2）	内臓	85	90	200
（3）	内臓	90	85	100
（4）	皮下	90	85	200
（5）	皮下	100	90	200

問18 （1）

　この問題は、「健康管理」の知識を問う問題である。メタボリックシンドロームの、腹部肥満に関する診断基準を確認しておく。

> **重要ポイント**
>
> **腹部肥満に関する診断基準を確認しておく。**
>
> ① 腹部肥満は、内臓脂肪の蓄積によるものである
> ② ウエスト周囲径（腹囲）の診断基準：男性≧85cm、女性≧90cm（内臓脂肪面積≧100cm³に相当）

関連問題：R4. 10. 問18

問19　食中毒に関する次の記述のうち、正しいものはどれか。

（1）毒素型食中毒は、食物に付着した細菌により産生された毒素によって起こる食中毒で、サルモネラ菌によるものがある。

（2）感染型食中毒は、食物に付着した細菌そのものの感染によって起こる食中毒で、黄色ブドウ球菌によるものがある。

（3）O-157は、腸管出血性大腸菌の一種で、加熱不足の食肉などから摂取され、潜伏期間は3〜5日である。

（4）ボツリヌス菌は、缶詰や真空パックなど酸素のない密封食品中でも増殖するが、熱には弱く、60℃、10分間程度の加熱で殺菌することができる。

（5）ノロウイルスによる食中毒は、ウイルスに汚染された食品を摂取することにより発症し、夏季に集団食中毒として発生することが多い。

問19 （3）

　この問題は、「食中毒」の知識を問う問題である。大腸菌による食中毒の特徴を覚えておく。

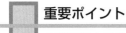

重要ポイント

大腸菌による食中毒の特徴を確認しておく。

① 大腸菌による食中毒……O-157、O-111による食中毒がある
② 症状……腹痛、出血を伴う水様性の下痢
③ 加熱不足の食肉などから摂取され、潜伏期間は3〜5日

関連問題：R2.10.問19　R3.4.問19　R3.10.問18　R4.10.問20

過去の公表問題の重要ポイント

（1）感染型の代表的な細菌……R3.10.問18
　① 腸炎ビブリオ（病原性好塩菌）……海産の魚介類
　② サルモネラ菌……糞便により汚染された食肉、鶏卵

（2）毒素型の代表的な毒素……R3.10.問18
　① ブドウ球菌が産生するエントロトキシンは熱に強い
　② ボツリヌス菌が産生するボツリヌストキシンは神経毒で致死率が高い

（3）化学性食中毒の代表例……H30.10.問19
　① ヒスタミンは、肉、魚、チーズなどに含まれるヒスチジンが、細菌により
　　分解されて生成される
　② ヒスタミンは、加熱により分解されない

（4）ノロウイルスによる食中毒
　ノロウイルスによる食中毒は、冬季に集団食中毒として発生することが多い

問20　感染症に関する次の記述のうち、誤っているものはどれか。

（1）人間の抵抗力が低下した場合は、通常、多くの人には影響を及ぼさない病原体が病気を発症させることがあり、これを不顕性感染という。

（2）感染が成立し、症状が現れるまでの人をキャリアといい、感染したことに気付かずに病原体をばらまく感染源になることがある。

（3）微生物を含む飛沫の水分が蒸発して、5μm以下の小粒子として長時間空気中に浮遊し、空調などを通じて感染することを空気感染という。

（4）風しんは、発熱、発疹、リンパ節腫脹を特徴とするウイルス性発疹症で、免疫のない女性が妊娠初期に風しんにかかると、胎児に感染し出生児が先天性風しん症候群（CRS）となる危険性がある。

（5）インフルエンザウイルスにはA型、B型及びC型の三つの型があるが、流行の原因となるのは、主として、A型及びB型である。

問20 （1）

　この問題は、「感染症他」の知識を問う問題である。感染の特徴を確認しておきたい。

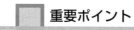

重要ポイント

日和見感染を確認しておく。

人間の抵抗力が弱い場合に、多くの人には感染しない菌が病気を発症させることがある。これを日和見感染という

＊　この問題は、本書の2022年度版の「最新情報」で紹介した問題であり、今回初めて公表された。

■ 労働生理 ■

問21 呼吸に関する次の記述のうち、誤っているものはどれか。

（1）呼吸運動は、横隔膜、肋間筋などの呼吸筋が収縮と弛緩をすることにより行われる。

（2）胸郭内容積が増し、その内圧が低くなるにつれ、鼻腔、気管などの気道を経て肺内へ流れ込む空気が吸気である。

（3）肺胞内の空気と肺胞を取り巻く毛細血管中の血液との間で行われるガス交換を外呼吸という。

（4）呼吸数は、通常、1分間に16〜20回で、成人の安静時の1回呼吸量は、約500mLである。

（5）呼吸のリズムをコントロールしているのは、間脳の視床下部である。

問21 （5）

　この問題は、「呼吸器系」の知識を問う問題である。呼吸中枢は<u>延髄</u>にあり、ここからの刺激によって呼吸に関与する筋肉は支配されている。

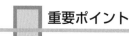
　重要ポイント

　呼吸中枢の存在する場所を確認しておく。

呼吸中枢は<u>延髄</u>にある

関連問題：R2.10.問23　R3.10.問24　R4.10.問21

過去の公表問題の重要ポイント

（1）吸気と呼気のメカニズム……H21.10.問21
　吸気……胸郭内容積が<u>増して内圧が低くなる</u>
　呼気……胸郭内容積が<u>減って内圧が高くなる</u>

（2）外呼吸と内呼吸……H26.10.問21
　① 外呼吸（肺呼吸）………肺胞内での空気中の酸素と血液中の二酸化炭素のガス交換
　② 内呼吸（組織呼吸）……全身の毛細血管中の血液が各組織細胞に酸素を渡して二酸化炭素を受け取るガス交換

（3）呼吸運動のメカニズム……R3.10.問24
　横隔膜と肋間筋などの呼吸筋が収縮、弛緩することで呼吸運動は行われている

（4）呼吸中枢に刺激を与える条件……R2.10.問23
　呼吸中枢は、血液中の二酸化炭素が増加し酸素が減少すると刺激を受ける

問22　心臓及び血液循環に関する次の記述のうち、誤っているものはどれか。

（1）大動脈及び肺動脈を流れる血液は、酸素に富む動脈血である。

（2）体循環では、血液は左心室から大動脈に入り、静脈血となって右心房に
　　　戻ってくる。

（3）心筋は人間の意思によって動かすことができない不随意筋であるが、随
　　　意筋である骨格筋と同じ横紋筋に分類される。

（4）心臓の中にある洞結節（洞房結節）で発生した刺激が、刺激伝導系を介
　　　して心筋に伝わることにより、心臓は規則正しく収縮と拡張を繰り返す。

（5）動脈硬化とは、コレステロールの蓄積などにより、動脈壁が肥厚・硬化
　　　して弾力性を失った状態であり、進行すると血管の狭窄や閉塞を招き、臓
　　　器への酸素や栄養分の供給が妨げられる。

問22　（1）

　この問題は、「循環器系」の知識を問う問題である。<u>肺動脈を流れる血液は、静脈血である</u>。基本として、全身の血液の流れを、参考書できちんと押さえておく必要がある。また、動脈血と静脈血の違いを確認しておくこととともに、動脈と動脈血という言葉の違い、ならびに静脈と静脈血という言葉の違いもよく確認しておく。

■ 重要ポイント

動脈血と静脈血の働きの違いを確認しておく。

① 　動脈血（肺から全身の細胞まで）……生体の諸器官に酸素と栄養物を供給する
② 　静脈血（全身の細胞から肺まで）……生体の諸器官で生じた老廃物・有害物質・分解物質を除去し、呼吸によって生じた二酸化炭素を運搬する

関連問題：R2. 10. 問22　R3. 10. 問22　R4. 10. 問22

過去の公表問題の重要ポイント

（1）心筋の分類……H27. 10. 問22
　心筋は横紋筋（骨格筋）であるが、自ら動きを調節できないので不随意筋である

（2）心臓を動かす刺激……R3. 10. 問22
　心臓の中の洞房結節と呼ばれるペースメーカーが刺激を発している

（3）動脈と静脈の違い……R2. 10. 問22
① 　動脈……心臓から拍出された血液を送る血管
② 　静脈……心臓に入っていく血液を送る血管

問23　体温調節に関する次の記述のうち、誤っているものはどれか。

（1）寒冷な環境においては、皮膚の血管が収縮して血流量が減って、熱の放散が減少する。

（2）暑熱な環境においては、内臓の血流量が増加し体内の代謝活動が亢進することにより、人体からの熱の放散が促進される。

（3）体温調節にみられるように、外部環境などが変化しても身体内部の状態を一定に保とうとする性質を恒常性（ホメオスタシス）という。

（4）計算上、100 g の水分が体重70kgの人の体表面から蒸発すると、気化熱が奪われ、体温が約 1 ℃下がる。

（5）熱の放散は、ふく射（放射）、伝導、蒸発などの物理的な過程で行われ、蒸発には、発汗と不感蒸泄によるものがある。

問23 （2）

この問題は、「環境条件による人体機能の変化」の知識を問う問題である。高温環境下においては、体表面の血流量が増加し、体内の代謝活動が抑制される。

 重要ポイント

高温環境下、ならびに低温環境下の身体の変化を確認しておく。

高温環境下……<u>体表面</u>の血流量が<u>増加し</u>、体内の代謝活動が<u>抑制される</u>

低温環境下……<u>体表面</u>の血流量が<u>減少し</u>、体内の代謝活動が<u>増加する</u>

関連問題：R2. 10. 問25　R3. 10. 問29　R4. 10. 問23

過去の公表問題の重要ポイント

（1）熱の放散現象……R2. 10. 問25
　熱の放散現象………………放射、伝導、対流、蒸発
　人体からの水分の蒸発……発汗、不感蒸泄

（2）恒常性（ホメオスタシス）とは……H22. 10. 問30
　外部環境が変化しても身体内の状態を一定に保とうとする生体の仕組み

（3）体温調節中枢の位置……H27. 10. 問29
　体温調節中枢は間脳の視床下部にある

問24 肝臓の機能として、誤っているものは次のうちどれか。

（1）血液中の身体に有害な物質を分解する。

（2）ブドウ糖をグリコーゲンに変えて蓄える。

（3）ビリルビンを分解する。

（4）血液凝固物質を合成する。

（5）血液凝固阻止物質を合成する。

問24 （3）

　この問題は、「消化器系（肝臓）」の知識を問う問題である。肝臓は、赤血球中の分解物からビリルビンを合成して、胆汁に排泄する。この問題は、正解の選択肢の内容よりも、むしろ肝臓で合成されるもの（血漿中のタンパク質、尿素、胆汁など）など、正解以外の選択肢の内容をよく確認しておくことをお勧めしたい。

重要ポイント

ビリルビンの合成過程を確認しておく。

肝臓は、赤血球中の分解物からビリルビンを合成して、胆汁に排泄する

関連問題：R2. 10. 問24　R3. 4. 問22　R4. 10. 問29

過去の公表問題の重要ポイント

（1）3大栄養素のそれぞれの分解物が、それぞれ肝臓で何というものに変化するか……H23. 4. 問24
　① ブドウ糖（グルコース）　→　グリコーゲン
　② アミノ酸　→　血漿中のタンパク質（アルブミン等）
　③ 脂肪、グリセリン　→　コレステロール、リン脂質

（2）尿素は、何から作られているか……H26. 4. 問24
　肝臓は、血中のタンパク質の分解物であるアンモニアから尿素を合成して血中に放出している

（3）赤血球、血漿中のタンパク質はどこで作られているか……H27. 10. 問24
　赤血球……骨髄で作られている
　血漿中のタンパク質（アルブミンなど）……肝臓で作られている

（4）胆汁……R2. 10. 問24
　胆汁は肝臓で作られるアルカリ性の消化液で、酵素は含まないが、食物中の脂肪を乳化させ、脂肪分解の働きを助ける

問25 次のうち、正常値に男女による差がないとされているものはどれか。
（1）赤血球数
（2）ヘモグロビン濃度
（3）ヘマトクリット値
（4）白血球数
（5）基礎代謝量

問25 （4）

　この問題は、「血液系」の知識を問う問題である。血液中の有形成分中、赤血球数のみ男女差がある。

 **重要ポイント**

　有形成分の数の男女差を確認しておく。

赤血球数は男女差があるが、白血球数と血小板数に男女差はない

関連問題：R2. 10. 問21　R3. 4. 問26　R4. 10. 問28

過去の公表問題の重要ポイント

（1）血漿中の代表的な成分……R3. 4. 問26
　アルブミン……血液浸透圧の維持に関与している
　グロブリン……免疫物質の抗体を含む

（2）凝固と凝集……H23. 4. 問26
　①　任意の2人の血液を混ぜると、赤血球が互いに集合する現象を起こすことがある。これを凝集という
　②　血液が血管の外に出ると、血漿中に含まれるフィブリノーゲンがフィブリンに変化し、血球と結合して凝固する

（3）リンパ球のそれぞれの役割……H23. 10. 問26
　Bリンパ球……抗体を産生する
　Tリンパ球……細菌や異物を認識する

（4）ヘマトクリットの定義……R2. 4. 問27
　血液の容積に対する赤血球の相対容積比

（5）貧血の場合のヘマトクリット値の変化……R2. 4. 問27
　貧血になるとヘマトクリット値は低くなる

（6）全血液に占める赤血球の割合……H30. 4. 問21
　赤血球は、全血液の体積の約40％を占めている

（7）ABO式血液型……H31. 4. 問24
　①　ABO式血液型は、赤血球の血液型分類
　②　A型の血清は抗B抗体を、B型の血清は抗A抗体を、またO型の血清は両方の抗体を持つ。AB型の血清はいずれの抗体も持たない

問26　蛋白質並びにその分解、吸収及び代謝に関する次の記述のうち、誤っているものはどれか。

（1）蛋白質は、約20種類のアミノ酸が結合してできており、内臓、筋肉、皮膚など人体の臓器等を構成する主成分である。

（2）蛋白質は、膵臓から分泌される消化酵素である膵リパーゼなどによりアミノ酸に分解され、小腸から吸収される。

（3）血液循環に入ったアミノ酸は、体内の各組織において蛋白質に再合成される。

（4）肝臓では、アミノ酸から血漿蛋白質が合成される。

（5）飢餓時には、肝臓などでアミノ酸などからブドウ糖を生成する糖新生が行われる。

問26 （2）

この問題は、「消化器系」の知識を問う問題である。タンパク質を分解する消化酵素は、「トリプシン」と「ペプシン」である。

■ **重要ポイント**

3大栄養素それぞれの分解に関わる消化酵素を確認しておく。

① トリプシン、ペプシン：タンパク質を分解する消化酵素
② リパーゼ：脂肪を分解する消化酵素
③ アミラーゼ：糖質（炭水化物）を分解する消化酵素

関連問題：R2. 10. 問24　R3. 4. 問22　R3. 4. 問24　R3. 10. 問23　R4. 10. 問30

過去の公表問題の重要ポイント

（1）胆汁……R2. 10. 問24
胆汁はアルカリ性の消化液で、酵素は含まないが、食物中の脂肪を乳化させ、脂肪分解の働きを助ける

（2）膵液に含まれている消化酵素……R3. 10. 問23
① トリプシン
② リパーゼ
③ アミラーゼ

問27　視覚に関する次の記述のうち、誤っているものはどれか。

（1）眼は、周りの明るさによって瞳孔の大きさが変化して眼に入る光量が調
　　　節され、暗い場合には瞳孔が広がる。

（2）眼軸が短すぎることなどにより、平行光線が網膜の後方で像を結ぶもの
　　　を遠視という。

（3）角膜が歪んでいたり、表面に凹凸があるために、眼軸などに異常がなく
　　　ても、物体の像が網膜上に正しく結ばれないものを乱視という。

（4）網膜には、明るい所で働き色を感じる錐状体と、暗い所で働き弱い光を
　　　感じる杆状体の2種類の視細胞がある。

（5）明るいところから急に暗いところに入ると、初めは見えにくいが徐々に
　　　見えやすくなることを明順応という。

問27　（5）

　この問題は、「感覚器系」の知識を問う問題である。「暗順応」と「明順応」という言葉を確認しておく。

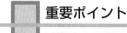

重要ポイント

暗順応と明順応を確認しておく。

暗順応……明るい場所から暗い場所に入った時に、初めは見えにくいが徐々に見やすくなること
明順応……暗い場所から明るい場所に入った時に、初めはまぶしいが徐々にまぶしさを感じなくなること

関連問題：R2. 10. 問28　R3. 4. 問27　R3. 10. 問27

過去の公表問題の重要ポイント

（1）温度感覚の特徴……H23. 10. 問27
　一般に冷覚の方が温覚よりも鋭敏である

（2）内耳のそれぞれの器官の役割……R3. 10. 問27
　①　平衡覚
　　　　前庭………体の傾き方向、大きさを感じる
　　　　半規管……体の回転方向、速度を感じる
　②　聴覚……蝸牛が聴覚をつかさどる

（3）音の伝達の流れ……H25. 4. 問29
　外耳道　→　鼓膜　→　耳小骨　→　蝸牛　→　蝸牛神経

（4）水晶体の役割……R1. 10. 問27
　①　厚さを変えることで、異なる距離にある物体の像を網膜上に結像させる
　②　近くを見る時は厚くなり、遠くを見る時は薄くなる

（5）網膜の視細胞の機能……R2. 4. 問22
　①　錐状体……色を感じる
　②　杆状体……明暗を感じる

（6）深部感覚……R3. 4. 問27
　骨格筋や関節内にある受容器が自分の手足の位置や関節の角度などを感じて、姿勢や動きなどを認識する感覚

問28　ヒトのホルモン、その内分泌器官及びそのはたらきの組合せとして、
　　　誤っているものは次のうちどれか。

	ホルモン	内分泌器官	はたらき
（1）	コルチゾール	副腎皮質	血糖量の増加
（2）	アルドステロン	副腎皮質	体液中の塩類バランスの調節
（3）	メラトニン	副甲状腺	体液中のカルシウムバランスの調節
（4）	インスリン	膵臓	血糖量の減少
（5）	アドレナリン	副腎髄質	血糖量の増加

問28　（3）

　この問題は、「内分泌系」の知識を問う問題である。バランス調節に関係するホルモンを整理しておきたい。体内のカルシウムバランスの調節に関係するホルモンは、パラソルモンである。

重要ポイント

バランス調整に関係するホルモンを確認しておく。

① アルドステロン……副腎皮質から分泌。体液中の塩類バランスの調節の働き
② パラソルモン（もしくはパラトルモン）……副甲状腺から分泌。体内のカルシウムバランスの調節の働き

関連問題：R2.10.問30　R4.10.問24

過去の公表問題の重要ポイント

血糖に関係するホルモン……H31.4.問28
（1）血糖上昇に関係するホルモン
　① アドレナリン……副腎髄質から分泌
　② コルチゾール……副腎皮質から分泌
　③ グルカゴン………膵臓から分泌
（2）血糖低下に関係するホルモン
　インスリン……膵臓から分泌

問29　代謝に関する次の記述のうち、正しいものはどれか。

（1）代謝において、細胞に取り入れられた体脂肪、グリコーゲンなどが分解
　　　されてエネルギーを発生する過程を同化という。

（2）代謝において、体内に摂取された栄養素が、種々の化学反応によって、
　　　細胞を構成する蛋白質などの生体に必要な物質に合成されることを異化と
　　　いう。

（3）基礎代謝量は、安静時における心臓の拍動、呼吸、体温保持などに必要
　　　な代謝量で、睡眠中の測定値で表される。

（4）エネルギー代謝率は、一定時間中に体内で消費された酸素と排出された
　　　二酸化炭素の容積比である。

（5）エネルギー代謝率は、動的筋作業の強度を表すことができるが、静的筋
　　　作業には適用できない。

問29 （5）

　この問題は、「代謝系」の知識を問う問題である。エネルギー代謝率の定義、ならびに特徴を押さえておく。

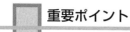 **重要ポイント**

　エネルギー代謝率の定義を確認しておく。

　筋的作業強度を基礎代謝量の何倍に当たるかを示している数値

　重要ポイント

　エネルギー代謝率の特徴を確認しておく。

①　体格、性別などの個人差による影響は少なく、同じ作業であれば、ほぼ同じ値となる
②　動的筋作業の強度を表すことが出来るが、精神的、静的筋作業には適用できない

関連問題：R3.4.問29　R3.10.問26

過去の公表問題の重要ポイント

（1）**基礎代謝量の定義**……R1.10.問29
　安静で覚醒、横臥の状態で必要な最小限（心臓の拍動、呼吸運動、体温保持など）のエネルギー代謝量

（2）**基礎代謝量の特徴**……H26.4.問29
　同性同年齢であれば体表面積にほぼ正比例する

問30　腎臓・泌尿器系に関する次の記述のうち、誤っているものはどれか。

（1）腎臓の皮質にある腎小体では、糸球体から蛋白質以外の血漿成分がボウマン嚢に濾し出され、原尿が生成される。

（2）腎臓の尿細管では、原尿に含まれる大部分の水分及び身体に必要な成分が血液中に再吸収され、残りが尿として生成される。

（3）尿は淡黄色の液体で、固有の臭気を有し、通常、弱酸性である。

（4）尿の生成・排出により、体内の水分の量やナトリウムなどの電解質の濃度を調節するとともに、生命活動によって生じた不要な物質を排出する。

（5）血液中の尿素窒素（ＢＵＮ）の値が低くなる場合は、腎臓の機能の低下が考えられる。

問30 （5）

　この問題は、「腎臓・泌尿器系」の知識を問う問題である。尿一般検査では、尿蛋白、尿糖の有無を検査する。<u>尿素窒素は、腎臓の働きが低下すると、血液中の値が高くなる</u>。尿中の値ではない。

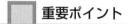 **重要ポイント**

腎臓の機能をみる検査である尿素窒素を確認しておく。

<u>尿素窒素は、腎臓の働きが低下すると、血液中の値が高くなる</u>

関連問題：R2.10.問26　R3.4.問25　R3.10.問25　R4.10.問25

過去の公表問題の重要ポイント

（1）腎臓の機能検査項目……H21.10.問27
　　　腎機能が低下すると血液中の尿素窒素量、ならびに尿中の蛋白量が増える

（2）腎臓の各部位の働き……R3.4.問25
　①　糸球体……血液中の血球とタンパク質以外の成分をボウマン嚢に濾過
　②　尿細管……原尿中の水分、電解質、糖、アミノ酸、ビタミンCを血液中に
　　　　　　　　再吸収

（3）尿の特徴……R3.4.問25
　淡黄色の液体で、固有の臭気を有し、通常弱酸性である

令和 3 年10月公表分

試験問題と解答・解説

ワンポイントコラム 3

業種の区分

　事業場の業種の区分は、対象事項により分け方が異なります。例えば、総括安全衛生管理者の選任のための区分と、衛生管理者の第一種免許または第二種免許を必要とする業種の区分とでは分け方が異なります。
　一方、同じ区分を使う場合もあります。

（1）　総括安全衛生管理者を選任する際の業種区分と労働者数
　①　林業、鉱業、建設業、運送業及び清掃業　100人
　②　製造業（物の加工業を含む。）、電気業、ガス業、熱供給業、水道業、通信業、各種商品卸売業、家具・建具・じゅう器等卸売業、各種商品小売業、家具・建具・じゅう器小売業、燃料小売業、旅館業、ゴルフ場業、自動車整備業及び機械修理業　300人
　③　その他の業種　1000人
　（法令：安衛令第2条）

（2）　雇入れ時の安全衛生教育科目として、省略できる業種、できない業種の区分も（1）と同じ条項を使う。上記③（安衛令第2条第3号）にあてはまる業種（その他の業種）は、省略できる業種。
　（法令：安衛則第35条／関連問題：R4.4問6）

■ 関係法令 ■

問1　事業場の衛生管理体制に関する次の記述のうち、法令上、正しいものは
　　どれか。

　　　ただし、衛生管理者及び産業医の選任の特例はないものとする。

（1）衛生管理者を選任したときは、遅滞なく、所定の様式による報告書を、
　　所轄労働基準監督署長に提出しなければならない。

（2）常時2,000人を超え3,000人以下の労働者を使用する事業場では、4人の
　　衛生管理者を選任しなければならない。

（3）常時50人以上の労働者を使用する警備業の事業場では、第二種衛生管理
　　者免許を有する者のうちから衛生管理者を選任することができない。

（4）常時800人以上の労働者を使用する事業場では、その事業場に専属の産
　　業医を選任しなければならない。

（5）常時300人を超え500人未満の労働者を使用し、そのうち、深夜業を含む
　　業務に常時100人以上の労働者を従事させる事業場では、衛生工学衛生管
　　理者の免許を受けた者のうちから衛生管理者を選任しなければならない。

問1 （1）

この問題は、「安全衛生管理体制」の知識を問う問題である。衛生管理者は、常時50人以上の労働者を使用する全業種の事業場で選任する必要があり、労働者数によって選任する人数が異なることを押さえておく。第2種衛生管理者免許が有効な代表的な業種と、常時1000人を超える事業場の場合と、常時500人を超える労働者を使用する事業場で、一定の有害業務に常時30人以上が従事する場合は衛生管理者のうち1人を専任の衛生管理者としなければならないことを押さえておく。

なお、衛生管理者は選任すべき事由が発生した日から14日以内に選任し、選任したときは、遅滞なく、所定の様式による報告書を所轄労働基準監督署長に提出する。

重要ポイント

第2種衛生管理者免許が有効な代表的な業種を確認しておく。

金融業、各種商品小売業（商店、スーパーマーケット、書店など）
旅館業、ゴルフ場業、警備業など

重要ポイント

衛生管理者の選任数を確認しておく。

① 50人以上200人以下 → 1人
② 200人を超え500人以下 → 2人
③ 500人を超え1000人以下 → 3人
④ 1000人を超え2000人以下 → 4人
⑤ 2000人を超え3000人以下 → 5人
⑥ 3000人を超える場合 → 6人

法令：安衛法第12条、安衛令第4条、安衛則第7条
関連問題：R2.10.問1　R3.4.問1

問2　常時使用する労働者数が300人で、次の業種に属する事業場のうち、法
　　　令上、総括安全衛生管理者の選任が義務付けられていない業種はどれか。
（1）通信業
（2）各種商品小売業
（3）旅館業
（4）ゴルフ場業
（5）医療業

問2 （5）

　この問題は、「安全衛生管理体制」の知識を問う問題である。総括安全衛生管理者の選任は、事業場の業種と常時使用労働者数によって異なる。<u>通信業、各種商品小売業、旅館業、ゴルフ場業の事業場は、常時使用する労働者が300人以上の場合</u>、総括安全衛生管理者の選任が義務付けられる。

> **■ 重要ポイント**
>
> **総括安全衛生管理者の選任が義務付けられる代表的な業種と常時使用労働者数を確認しておく。**
>
> 医療業では、常時使用労働者数が1,000人以上の事業場の場合、総括安全衛生管理者の選任が義務付けられる

法令：安衛法第10条、安衛令第2条
関連問題：R4.4.問1　R4.10.問1

問3　産業医に関する次の記述のうち、法令上、誤っているものはどれか。

（1）産業医を選任した事業者は、産業医に対し、労働者の業務に関する情報であって産業医が労働者の健康管理等を適切に行うために必要と認めるものを提供しなければならない。

（2）産業医を選任した事業者は、その事業場における産業医の業務の具体的な内容、産業医に対する健康相談の申出の方法、産業医による労働者の心身の状態に関する情報の取扱いの方法を、常時各作業場の見やすい場所に掲示し、又は備え付ける等の方法により、労働者に周知させなければならない。

（3）産業医は、衛生委員会に対して労働者の健康を確保する観点から必要な調査審議を求めることができる。

（4）産業医は、衛生委員会を開催した都度作成する議事概要を、毎月1回以上、事業者から提供されている場合には、作業場等の巡視の頻度を、毎月1回以上から2か月に1回以上にすることができる。

（5）事業者は、産業医から労働者の健康管理等について勧告を受けたときは、当該勧告の内容及び当該勧告を踏まえて講じた措置の内容（措置を講じない場合にあっては、その旨及びその理由）を記録し、これを3年間保存しなければならない。

問3 （4）

　この問題は「安全衛生管理体制」の知識を問う問題である。事業場においてその事業を統括管理する者は、産業医として選任することはできない。また、旅行、疾病、事故その他やむを得ない事由によって職務を行うことができないときに、事業者が代理者を選任しなければならないのは、産業医ではなく総括安全衛生管理者である。

重要ポイント

産業医の定期巡視について確認しておく。

産業医は、事業者から、毎月1回以上、所定の情報の提供を受けている場合で、事業者の同意を得ているときは、作業場等の巡視の頻度を、毎月1回以上から2か月に1回以上にすることができる

法令：安衛法第13条、安衛則第13条、同第14条の4、同第15条
関連問題：R3.4.問3　R4.4.問3　R4.10.問3

問4　労働安全衛生規則に基づく医師による健康診断について、法令に違反している ものは次のうちどれか。

（1）雇入時の健康診断において、医師による健康診断を受けた後3か月を経過しない者が、その健康診断結果を証明する書面を提出したときは、その健康診断の項目に相当する項目を省略している。

（2）雇入時の健康診断の項目のうち、聴力の検査は、35歳及び40歳の者並びに45歳以上の者に対しては、1,000Hz及び4,000Hzの音について行っているが、その他の年齢の者に対しては、医師が適当と認めるその他の方法により行っている。

（3）深夜業を含む業務に常時従事する労働者に対し、6か月以内ごとに1回、定期に、健康診断を行っているが、胸部エックス線検査は、1年以内ごとに1回、定期に、行っている。

（4）事業場において実施した定期健康診断の結果、健康診断項目に異常所見があると診断された労働者については、健康を保持するために必要な措置について、健康診断が行われた日から3か月以内に、医師から意見聴取を行っている。

（5）常時50人の労働者を使用する事業場において、定期健康診断の結果については、遅滞なく、所轄労働基準監督署長に報告を行っているが、雇入時の健康診断の結果については報告を行っていない。

問4 （2）

　この問題は、「健康診断等」の知識を問う問題である。代表的な省略できる検査項目、ならびに省略できない検査項目を押さえておく。<u>雇入時の健康診断における聴力の検査は、医師が適当と認めるその他の方法によって行うことはできない</u>。また、健康診断結果報告が必要な一般健康診断は、定期健康診断（常時50人以上の労働者を使用する場合）であることも確認しておく。雇入時の健康診断の結果は、所轄労働基準監督署長に報告する規定はない。

重要ポイント

代表的な省略のできる項目、省略のできない項目を確認しておく。

1. 省略できる項目
   ① 雇入時健康診断……健診後３か月を経過しない者が書面による結果の提出をしたときは、相当する項目を省略できる
   ② 海外派遣労働者健康診断……他の健康診断を実施した日から６か月間に限り、相当する項目を省略できる

2. 省略できない項目
   ① 雇入時健康診断……医師の判断で省略できる項目なし
   ② 定期健康診断……自覚症状及び他覚症状の有無の検査、血圧の測定、尿検査など

法令：安衛法第66条、安衛則第43条、同第44条、同第45条、同第45条の2
関連問題：R2.10.問3　R3.4.問4

過去の公表問題の重要ポイント

（1）雇入時の健康診断項目には、1000ヘルツ及び4000ヘルツの音に係る聴力の検査が含まれる（安衛則第43条）……R3.10.問4
（2）深夜業を含む業務に常時従事する労働者に対し、６か月以内ごとに１回、定期に、健康診断を行わなければならない。胸部エックス線検査については、１年以内ごとに１回、定期に行う（安衛則第45条）……H30.4.問7

問5 労働安全衛生法に基づく心理的な負担の程度を把握するための検査（以下「ストレスチェック」という。）及びその結果等に応じて実施される医師による面接指導に関する次の記述のうち、法令上、正しいものはどれか。

（1）常時50人以上の労働者を使用する事業場においては、6か月以内ごとに1回、定期に、ストレスチェックを行わなければならない。

（2）事業者は、ストレスチェックの結果が、衛生管理者及びストレスチェックを受けた労働者に通知されるようにしなければならない。

（3）労働者に対するストレスチェックの事項は、「職場における当該労働者の心理的な負担の原因」、「当該労働者の心理的な負担による心身の自覚症状」及び「職場における他の労働者による当該労働者への支援」に関する項目である。

（4）事業者は、ストレスチェックの結果、心理的な負担の程度が高い労働者全員に対し、医師による面接指導を行わなければならない。

（5）事業者は、医師による面接指導の結果に基づき、当該面接指導の結果の記録を作成して、これを3年間保存しなければならない。

問5 （3）

　この問題は、「健康診断等」の知識を問う問題である。事業者は、労働者に対して、医師等による心理的な負担の程度を把握するための検査（「ストレスチェック」）を行わなければならない。医師等とは、医師のほかに保健師、歯科医師、看護師、精神保健福祉士、公認心理師をいう。ストレスチェックの事項を押さえておく。

重要ポイント

ストレスチェックの事項を確認しておく。

① 当該労働者の心理的な負担の原因
② 当該労働者の心理的な負担による心身の自覚症状
③ 他の労働者による当該労働者への支援

法令：安衛法第66条の10、安衛則第52条の９、同第52条の10
関連問題：R2.10.問5　R3.4.問5　R4.4.問7　R4.10.問6

関連するポイント

（1）事業者は、常時使用する労働者に対し、１年以内ごとに１回、定期に、ストレスチェックを行わなければならない（安衛則第52条の９）

（2）産業医を選任しなければならない事業場以外の事業場についてのストレスチェックの適用については、当分の間、「行わなければならない」とあるのは「行うよう努めなければならない」とする（安衛法附則第４条）
　※産業医を選任しなければならない事業場：常時50人以上の労働者を使用する事業場（安衛令第５条）

（3）事業者は、ストレスチェックを受けた労働者に対し、医師等からストレスチェックの結果が通知されるようにしなければならない（安衛法第66条の10）

（4）事業者は、ストレスチェックの結果、心理的な負担の程度が高い労働者からの申し出に応じて、医師による面接指導を遅滞なく行わなければならない（安衛法第66条の10）

（5）事業者は、労働者から同意を得て、医師からストレスチェックの結果を受けた場合は、その結果の記録を作成して、５年間保存しなければならない（安衛則第52条の13）

問6　雇入れ時の安全衛生教育における次のAからDの教育事項について、法令上、金融業の事業場において省略できるものの組合せは（1）〜（5）のうちどれか。

　　A　従事させる業務に関して発生するおそれのある疾病の原因及び予防に関すること。

　　B　作業開始時の点検に関すること。

　　C　整理、整頓及び清潔の保持に関すること。

　　D　作業手順に関すること。

（1）　A，B

（2）　A，C

（3）　B，C

（4）　B，D

（5）　C，D

問6 （4）

　この問題は、「安全衛生教育」の知識を問う問題である。雇入れ時の安全衛生教育科目としては、8項目定められている。これらの全部または一部を省略することができる場合が2通りある。通信業、百貨店など各種商品小売業、旅館業、ゴルフ場業の事業場は省略できない業種である。また、作業内容を変更した時は、雇入れ時の安全衛生教育に準じ、その従事する業務に関する安全または衛生のための教育を行わなければならない。

重要ポイント

省略することができる2通りの場合を確認しておく。

1．労働災害の発生する危険性の少ない事務労働主体の業種（医療業、金融業、警備業、飲食業など）では、①機械等の取扱い方法、②安全装置等の取扱い方法、③作業手順、④作業開始時の点検の4項目が省略できる
2．十分な知識及び技能を有していると認められる者は、8項目の全部または一部の項目が省略できる

法令：安衛法第59条、安衛令第2条、安衛則第35条
関連問題：R2.10.問6　R3.4.問6　R4.4.問6

関連するポイント

（1）従事させる業務に関して発生するおそれのある疾病の原因及び予防に関することは、事業場の業種にかかわらず教育が必要な事項（安衛則第35条）

（2）事故時等における応急措置及び退避に関することは、事業場の業種にかかわらず教育が必要な事項（安衛則第35条）

（3）事業者は、労働者を雇い入れ、または労働者の作業内容を変更したときは、遅滞なく、必要な項目について、教育を行う（安衛則第35条）

問7　事業場の建築物、施設等に関する措置について、労働安全衛生規則の衛生基準に違反していないものは次のうちどれか。

（1）日常行う清掃のほか、1年に1回、定期に、統一的に大掃除を行っている。

（2）男性25人、女性25人の労働者を常時使用している事業場で、労働者が臥床することのできる休養室又は休養所を男性用と女性用に区別して設けていない。

（3）坑内等特殊な作業場以外の作業場において、男性用小便所の箇所数は、同時に就業する男性労働者50人以内ごとに1個以上としている。

（4）事業場に附属する食堂の床面積を、食事の際の1人について、0.8m²としている。

（5）労働衛生上の有害業務を有しない事業場において、窓その他の開口部の直接外気に向かって開放することができる部分の面積が、常時床面積の15分の1である屋内作業場に、換気設備を設けていない。

問7 （5）

この問題は、「労働安全衛生規則」の知識を問う問題である。数字で基準が定められている代表的なものについて押さえておく。

重要ポイント

主な基準を確認しておく。

① 照明設備の点検、ねずみ・昆虫の調査は6か月以内ごとに1回、定期に行い、必要な措置をとる

② 有害な業務を行っていない屋内作業場において、窓その他の直接外気に向かって開放することのできる部分の面積が、<u>常時床面積の20分の1以上であるもの</u>には換気設備を設けなくてもよい

③ 常時50人（男性＋女性）以上または常時30人以上の女性労働者を使用する時は、臥床（がしょう）することのできる休養室などを男性用と女性用に区別して設ける

法令：安衛則第601条、同第605条、同第618条、同第619条

関連問題：R2.10.問7　R3.4.問7　R4.4.問5　R4.10.問8

関連するポイント

（1）労働者を常時就業させている屋内作業場の気積は、設備の占める容積及び床面から4メートルを超える高さにある空間を除き、労働者1人につき10立方メートル（m³）以上（安衛則第600条）

（2）男性用小便所の箇所数は、同時に就業する男性労働者30人以内ごとに1個以上設けなければならない。ただし、<u>2021（令和3）年12月1日に法令改正</u>があり、同時に就業する労働者数が常時10人以内の場合は、男性用と女性用に区別しない独立個室型の便所で足りることになった。ただし、<u>既存の男女別便所を廃止することはできない</u>（安衛則第628条、事務所則第17条）

（3）食堂の床面積は、食事の際の1人につき、1平方メートル（m²）以上（安衛則第630条）

問8　事務室の空気環境の調整に関する次の文中の　　　　内に入れるA及び
　　　Bの数値の組合せとして、法令上、正しいものは（1）～（5）のうちど
　　　れか。

　　　　　「空気調和設備又は機械換気設備を設けている場合は、室に供給さ
　　　れる空気が、次に適合するように当該設備を調整しなければならない。
　　　　①　1気圧、温度25℃とした場合の当該空気1m³中に含まれる浮遊
　　　　　粉じん量が　A　mg以下であること。
　　　　②　1気圧、温度25℃とした場合の当該空気1m³中に含まれるホル
　　　　　ムアルデヒドの量が　B　mg以下であること。」

	A	B
（1）	0.15	0.1
（2）	0.15	0.3
（3）	0.5	0.1
（4）	0.5	0.3
（5）	0.5	0.5

問8 （1）

この問題は、「事務所衛生基準規則」の知識を問う問題である。空気調和設備を設けた事務室での空気環境基準は7つある。

重要ポイント

空気環境基準を確認しておく。

① 浮遊粉じんの量……0.15mg／m³以下
② 一酸化炭素の含有量……100万分の10（10ppm）以下
③ 二酸化炭素（炭酸ガス）の含有量……室内の100万分の1000（1000ppm）以下
④ 温度……17℃以上28℃以下
⑤ 相対湿度……40%以上70%以下
⑥ 気流……0.5m／s以下
⑦ ホルムアルデヒド……0.1mg／m³以下

法令：事務所則第5条

問9　労働基準法における労働時間等に関する次の記述のうち、正しいものは
どれか。

（1）1日8時間を超えて労働させることができるのは、時間外労働の協定を
締結し、これを所轄労働基準監督署長に届け出た場合に限られている。

（2）労働時間に関する規定の適用については、事業場を異にする場合は労働
時間を通算しない。

（3）労働時間が8時間を超える場合においては、少なくとも45分の休憩時間
を労働時間の途中に与えなければならない。

（4）機密の事務を取り扱う労働者については、所轄労働基準監督署長の許可
を受けなくても労働時間に関する規定は適用されない。

（5）監視又は断続的労働に従事する労働者については、所轄労働基準監督署
長の許可を受ければ、労働時間及び年次有給休暇に関する規定は適用され
ない。

問9 （4）

この問題は、「労働基準法の労働時間及び休憩」の知識を問う問題である。休憩時間は労働時間の途中に与えなければならない。また、労働時間によって休憩時間も異なることを把握しておく。

労働時間が6時間を超える事業場においては、休憩時間は少なくとも45分、労働時間が8時間を超える事業場では少なくとも1時間与えなければならない。

なお、監督、管理の地位にある者または機密の事務を取り扱う者、監視または断続的労働に従事する労働者で行政官庁（所轄労働基準監督署長）の許可を受けた者は労働時間、休憩及び休日に関する規定は適用除外されている。

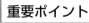 **重要ポイント**

労働時間等の適用除外を確認しておく。

監督、管理の地位にある者または機密の事務を取り扱う者、監視または断続的労働に従事する労働者で行政官庁（所轄労働基準監督署長）の許可を受けた者は労働時間、休憩及び休日に関する規定は適用除外される

法令：労基法第34条第1項、同第41条第2号、同第3号
関連問題：R2.10.問9　R3.4.問9

問10　週所定労働時間が25時間、週所定労働日数が４日である労働者であって、雇入れの日から起算して３年６か月継続勤務したものに対して、その後１年間に新たに与えなければならない年次有給休暇日数として、法令上、正しいものは（1）～（5）のうちどれか。

　　ただし、その労働者はその直前の１年間に全労働日の８割以上出勤したものとする。

（1）８日
（2）９日
（3）10日
（4）11日
（5）12日

問10 （3）

　この問題は、「労働基準法の年次有給休暇」の知識を問う問題である。

　週所定労働時間が30時間以上かつ週所定労働日数が４日で、雇入れの日から起算して３年６か月継続勤務した労働者に対して新たに付与される年次有給休暇は14日である。

　一方、週所定労働時間が30時間未満かつ週所定労働日数が４日で、雇入れの日から起算して３年６か月継続勤務した労働者に対して新たに付与される年次有給休暇は10日であるので注意が必要。

　ただし、いずれも直前の勤務１年間の出勤率は８割以上あるものとする。

 重要ポイント

 週所定労働時間が30時間未満かつ週所定労働日数が４日の労働者の年次有給休暇の付与を確認しておく。

雇入れの日から起算して３年６か月継続勤務した労働者に対して新たに付与される年次有給休暇は10日である

法令：労基法第39条
関連問題：R4. 4. 問９　R4. 10. 問10

■ 労働衛生 ■

問11　一般の事務室における換気に関する次のAからDの記述について、誤っているものの組合せは（1）〜（5）のうちどれか。

　　A　人間の呼気の成分の中で、酸素の濃度は約16％、二酸化炭素の濃度は約4％である。

　　B　新鮮な外気中の酸素濃度は約21％、二酸化炭素濃度は0.3〜0.4％程度である。

　　C　室内の必要換気量（m³/h）は、次の式により算出される。

$$\frac{\text{室内にいる人が1時間に呼出する二酸化炭素量（m³/h）}}{\text{室内二酸化炭素基準濃度（\%）－外気の二酸化炭素濃度（\%）}} \times 100$$

　　D　必要換気量の算出に当たって、室内二酸化炭素基準濃度は、通常、1％とする。

（1）A，B

（2）A，C

（3）B，C

（4）B，D

（5）C，D

問11 （4）

この問題は、「事務室等の作業環境管理」の知識を問う問題である。人間の呼気中には、二酸化炭素（CO_2）が含まれている。換気不良になると二酸化炭素濃度は上昇する。通常、部屋の全体的な換気状態の指標には、この二酸化炭素濃度が用いられており、全体換気量の算出も二酸化炭素濃度をベースに行っている。計算に用いる定数を確認しておきたい。

重要ポイント

> **計算に用いる定数を確認しておく。**
>
> ① 室内の二酸化炭素基準濃度……1,000ppm（0.1%）
> ② 外気の二酸化炭素濃度…………300〜400ppm（0.03〜0.04%）
> ③ 呼気中の二酸化炭素濃度………4%

関連問題：R2.10.問11　R3.4.問11　R4.4.問11　R4.10.問11

過去の公表問題の重要ポイント
（1）必要換気量の計算式……R3.4.11
① 算出に用いる数値は、全て二酸化炭素ガスの数値である
② 必要換気量 = $\dfrac{\text{室内にいる人が1時間に呼出する}CO_2\text{量}}{（\text{室内}CO_2\text{基準濃度}）-（\text{外気の}CO_2\text{濃度}）}$
（2）分母の単位によって計算方法が異なる……R3.4.問11
① 分母の数値をppmで計算する時は上式の計算結果を1,000,000倍する
② 分母の数値を%で計算する時は上式の計算結果を100倍する

問12 温熱条件に関する次の記述のうち、誤っているものはどれか。

（1）温度感覚を左右する環境要素は、気温、湿度及び気流であり、この三要素によって温熱環境が定まる。

（2）気温、湿度及び気流の総合効果を実験的に求め、温度目盛で表したものが実効温度である。

（3）ＷＢＧＴは、暑熱環境による熱ストレスの評価に用いられる指標で、屋内では自然湿球温度と黒球温度の測定値から算出される。

（4）ＷＢＧＴ基準値は、熱に順化している人に用いる値の方が、熱に順化していない人に用いる値より大きな値となる。

（5）相対湿度とは、空気中の水蒸気分圧とその温度における飽和水蒸気圧との比を百分率で示したものである。

問12 （1）

　この問題は、「温熱環境」の知識を問う問題である。それぞれの温熱指数などを算出するために必要な測定値、ならびに温度感覚という言葉も含めて、それぞれの温熱指数に関係する要素をよく把握しておく。

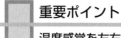
重要ポイント
温度感覚を左右する環境要素を確認しておく。

気温、湿度、気流、輻射熱の4要素

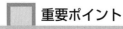
重要ポイント
温熱指数などを算出するために必要な測定値を確認しておく。

① 相対湿度……乾球温度、湿球温度
② 不快指数……乾球温度、湿球温度
③ 実効温度（感覚温度）……乾球温度、湿球温度、気流
④ ＷＢＧＴ……屋外で太陽照射がある場合には自然湿球温度、黒球温度、乾球温度、屋内あるいは屋外で太陽照射がない場合には、自然湿球温度、黒球温度

関連問題：R2. 10. 問12　R3. 4. 問12　R4. 4. 問12　R4. 10. 問13

過去の公表問題の重要ポイント

ＷＢＧＴの計算式……R3. 4. 問12
　① 屋外で太陽照射がある場合
　　　ＷＢＧＴ＝0.7×自然湿球温度＋0.2×黒球温度＋0.1×乾球温度

　② 屋内の場合、屋外で太陽照射がない場合
　　　ＷＢＧＴ＝0.7×自然湿球温度＋0.3×黒球温度

問13　照明、採光などに関する次の記述のうち、誤っているものはどれか。

（1）北向きの窓では、直射日光はほとんど入らないが一年中平均した明るさが得られる。

（2）全般照明と局部照明を併用する場合、全般照明による照度は、局部照明による照度の5分の1程度としている。

（3）前方から明かりを取るときは、まぶしさをなくすため、眼と光源を結ぶ線と視線とがなす角度が、40°程度になるように光源の位置を決めている。

（4）照明設備は、1年以内ごとに1回、定期に点検し、異常があれば電球の交換などを行っている。

（5）部屋の彩色として、目の高さ以下は、まぶしさを防ぎ安定感を出すために濁色とし、目より上方の壁や天井は、明るい色を用いるとよい。

問13 （4）

この問題は、「視環境」の知識を問う問題である。照明設備は、6か月以内ごとに1回、定期に点検を行うことが労働安全衛生規則第605条で定められている。

重要ポイント

照明設備の点検頻度を確認しておく。

照明設備は、6か月以内ごとに1回点検を行う

関連問題：R2.10.問13　R3.4.問13　R4.4.問13　R4.10.問12

過去の公表問題の重要ポイント

（1）前方から明かりを取るときの配慮……H23.4.問13　H23.10.問13
　目と光源を結ぶ線と視線とが作る角度は30°以上

（2）照度の単位……H24.10.問13
　照度の単位は、ルクス（lx）である

（3）全般照明と局部照明を併用する際のバランス……H28.10.問13
　全般照明と局部照明を併用する際の全般照明の照度は、局部照明による照度の少なくともおよそ10分の1以上が望ましい

（4）1ルクスの定義……R3.4.問13
　1カンデラの光源から、1m離れたところで、その光に垂直な面が受ける明るさのこと

問14　労働衛生管理に用いられる統計に関する次の記述のうち、誤っているも
　　　のはどれか。

（1）生体から得られたある指標が正規分布である場合、そのバラツキの程度
　　　は、平均値や最頻値によって表される。

（2）集団を比較する場合、調査の対象とした項目のデータの平均値が等しく
　　　ても分散が異なっていれば、異なった特徴をもつ集団であると評価され
　　　る。

（3）健康管理統計において、ある時点での検査における有所見者の割合を有
　　　所見率といい、このようなデータを静態データという。

（4）健康診断において、対象人数、受診者数などのデータを計数データとい
　　　い、身長、体重などのデータを計量データという。

（5）ある事象と健康事象との間に、統計上、一方が多いと他方も多いという
　　　ような相関関係が認められても、それらの間に因果関係がないこともあ
　　　る。

問14 （1）

この問題は、「労働衛生管理統計」の知識を問う問題である。一般に生体から得られた諸指標の分布は、多くの場合、正規分布と呼ばれる型をとることが多い。

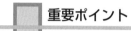

重要ポイント

正規分布の場合、データのバラツキの程度は何で表すかを確認しておく。

バラツキの程度は「分散」やその平方根である「標準偏差」で表す

関連問題：R4. 4.問15　R4. 10.問19

過去の公表問題の重要ポイント

（1）検査におけるスクリーニングレベルの設定……H26. 10.問16
偽陽性率が高く、偽陰性率が低くなるように、スクリーニングレベルを低めに設定して検査を行っている

（2）有所見率と発生率の定義……H26. 4.問16
① 有所見率……ある時点における検査人員に対する有所見者の割合（静態データ）
② 発生率………一定期間に有所見等が発生した人の割合（動態データ）

問15　厚生労働省の「職場における腰痛予防対策指針」に基づく腰痛予防対策に関する次の記述のうち、正しいものはどれか。

（1）腰部保護ベルトは、重量物取扱い作業に従事する労働者全員に使用させるようにする。

（2）重量物取扱い作業の場合、満18歳以上の男性労働者が人力のみで取り扱う物の重量は、体重のおおむね50％以下となるようにする。

（3）重量物取扱い作業に常時従事する労働者に対しては、当該作業に配置する際及びその後1年以内ごとに1回、定期に、医師による腰痛の健康診断を行う。

（4）立ち作業の場合は、身体を安定に保持するため、床面は弾力性のない硬い素材とし、クッション性のない作業靴を使用する。

（5）腰掛け作業の場合の作業姿勢は、椅子に深く腰を掛けて、背もたれで体幹を支え、履物の足裏全体が床に接する姿勢を基本とする。

問15 （5）

　この問題は、「作業要因とそれによる職業性疾病」の知識を問う問題である。正解の選択肢以外の内容についても確認しておきたい。

 重要ポイント

腰掛け作業の作業姿勢を確認しておく。

椅子に深く腰を掛けて、背もたれで体幹を支え、履物の足裏全体が床に接する姿勢

関連問題：R2. 10. 問16　R3. 4. 問20　R4. 4. 問16　R4. 10. 問16
参考資料：「職場における腰痛予防対策指針」（平成25年 6 月発出）

関連するポイント

（1）人力のみで取り扱う物の重量
　①　満18歳以上の男性労働者……体重のおおむね40%以下
　②　満18歳以上の女性労働者……男性が取り扱うことのできる重量の60%位まで

（2）腰部保護ベルト……一律に使用させるのではなく、労働者ごとに効果を確認してから使用の適否を判断する

（3）床が硬いと、立っているだけで腰部への衝撃が大きい。クッション性のある作業靴やマットを利用する

（4）健康診断……6 か月以内ごとに 1 回、定期に、腰痛の健康診断（画像検査など）を実施する

（5）重量物を持ち上げるときの姿勢……できるだけ身体を対象物に近づけ、重心を低くするような姿勢をとる

問16　出血及び止血法並びにその救急処置に関する次の記述のうち、誤っているものはどれか。

（1）体内の全血液量は、体重の約13分の1で、その約3分の1を短時間に失うと生命が危険な状態となる。

（2）傷口が泥で汚れているときは、手際良く水道水で洗い流す。

（3）止血法には、直接圧迫法、間接圧迫法などがあるが、一般人が行う応急手当としては直接圧迫法が推奨されている。

（4）静脈性出血は、擦り傷のときにみられ、傷口から少しずつにじみ出るような出血である。

（5）止血帯を施した後、受傷者を医師に引き継ぐまでに30分以上かかる場合には、止血帯を施してから30分ごとに1〜2分間、出血部から血液がにじんでくる程度まで結び目をゆるめる。

問16 （4）

この問題は、「出血時の救急措置」の知識を問う問題である。擦り傷のときにみられ、傷口から少しずつにじみ出るような出血は、毛細血管性出血である。

重要ポイント

毛細血管性出血を確認しておく。

擦り傷のときにみられ、傷口から少しずつにじみ出るような出血で、傷口を圧迫することで確実に止血できる

関連問題：R2. 10. 問20　R3. 4. 問17

過去の公表問題の重要ポイント

（1）動脈性出血の時の方法……H22. 10. 問19
　まずは直接圧迫法、太い動脈が切れたような場合は止血帯法

（2）一般市民が行う応急手当……H25. 10. 問20
　直接圧迫法が推奨されている

（3）長時間医師に引き継げない時の措置……R1. 10. 問17
　止血帯を施した後、長時間医師に引き継げなく30分以上続けるときは、30分ごとに出血点から血液がにじむ程度に1〜2分間ゆるめる

（4）生命が危険な状態となる血液量……H28. 10. 問17
　全血液量の約3分の1を短時間に失うと生命が危険

（5）動脈性出血と静脈性出血の違い……H29. 10. 問17
　① 動脈性出血……拍動性で鮮紅色を呈し、出血量が多い
　② 静脈性出血……浅い切り傷に見られ、傷口からゆっくり、とぎれることなくあふれるような出血

（6）止血帯……R2. 10. 問20
　止血帯はひもではなく、3cm以上の幅がある帯である

問17　虚血性心疾患に関する次の記述のうち、誤っているものはどれか。

（1）虚血性心疾患は、門脈による心筋への血液の供給が不足したり途絶える
　　　ことにより起こる心筋障害である。

（2）虚血性心疾患発症の危険因子には、高血圧、喫煙、脂質異常症などがあ
　　　る。

（3）虚血性心疾患は、心筋の一部分に可逆的な虚血が起こる狭心症と、不可
　　　逆的な心筋壊死が起こる心筋梗塞とに大別される。

（4）心筋梗塞では、突然激しい胸痛が起こり、「締め付けられるように痛い」、
　　　「胸が苦しい」などの症状が長時間続き、1時間以上になることもある。

（5）狭心症の痛みの場所は、心筋梗塞とほぼ同じであるが、その発作が続く
　　　時間は、通常数分程度で、長くても15分以内におさまることが多い。

問17 （1）

この問題は、「作業要因とそれによる職業性疾病」の知識を問う問題である。心臓の心筋に酸素と栄養を送るための動脈は、門脈ではなく、冠状動脈である。

■ 重要ポイント

特殊な血管を確認しておく。

① 冠状動脈（冠動脈）：心臓の心筋に酸素や栄養素を送る動脈
② 門脈：消化管で吸収された栄養素など、ならびに毒素や有害物質などを肝臓に届けるための静脈

関連問題：R2. 10. 問17　R4. 10. 問17

過去の公表問題の重要ポイント
（1）心筋梗塞と狭心症……H30. 4. 問17
① 心筋梗塞……心臓の血管の一部が完全に詰まってしまう（不可逆的虚血）
② 狭心症………心臓の血管の一部の血流が一時的に悪くなる（可逆的虚血）
（2）運動負荷心電図検査の有用な点……R2. 4. 問17
安静時心電図では診断が困難な狭心症など、虚血性心疾患の発見に有用である

問18 細菌性食中毒に関する次の記述のうち、誤っているものはどれか。

（1）黄色ブドウ球菌による毒素は、熱に強い。

（2）ボツリヌス菌による毒素は、神経毒である。

（3）腸炎ビブリオ菌は、病原性好塩菌ともいわれる。

（4）サルモネラ菌による食中毒は、食品に付着した細菌が食品中で増殖した際に生じる毒素により発症する。

（5）ウェルシュ菌、セレウス菌及びカンピロバクターは、いずれも細菌性食中毒の原因菌である。

問18　（4）

　この問題は、「食中毒」の知識を問う問題である。「感染型」、ならびに「毒素型」の代表的な細菌を確認しておく。

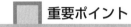

重要ポイント

感染型の代表的な細菌を確認しておく。

① 　腸炎ビブリオ（病原性好塩菌）……海産の魚介類
② 　サルモネラ菌……糞便により汚染された食肉、鶏卵

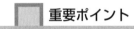

重要ポイント

毒素型の代表的な毒素を確認しておく。

① 　ブドウ球菌が産生するエンテロトキシンは熱に強い
② 　ボツリヌス菌が産生するボツリヌストキシンは神経毒で致死率が高い

関連問題：R2. 10. 問19　R3. 4. 問19　R4. 4. 問19　R4. 10. 問20

過去の公表問題の重要ポイント

（1）大腸菌による食中毒の特徴……H31. 4. 問19
　① 　大腸菌による食中毒……O-157、O-111による食中毒がある
　② 　症状……腹痛、出血を伴う水様性の下痢
　③ 　加熱不足の食肉などから摂取され、潜伏期間は3〜5日

（2）化学性食中毒の代表例……H30. 10. 問19
　① 　ヒスタミンは、肉、魚、チーズなどに含まれるヒスチジンが、細菌により分解されて生成される
　② 　ヒスタミンは、加熱により分解されない

問19　厚生労働省の「情報機器作業における労働衛生管理のためのガイドライン」に関する次の記述のうち、適切でないものはどれか。

（1）ディスプレイ画面上における照度は、500ルクス以下となるようにしている。

（2）ディスプレイ画面の位置、前後の傾き、左右の向き等を調整してグレアを防止している。

（3）ディスプレイは、おおむね30cm以内の視距離が確保できるようにし、画面の上端を眼の高さよりもやや下になるように設置している。

（4）1日の情報機器作業の作業時間が4時間未満である労働者については、自覚症状を訴える者についてのみ、情報機器作業に係る定期健康診断の対象としている。

（5）情報機器作業に係る定期健康診断を、1年以内ごとに1回、定期に実施している。

問19 （3）

　この問題は、「情報機器作業の労働衛生管理」の知識を問う問題である。ディスプレイの設置位置は、<u>40cm以上の視距離</u>を保ち、画面の上端は眼の高さと同じか、やや下になるようにする。

■ 重要ポイント

ディスプレイの設置位置を確認しておく。

<u>40cm以上の視距離</u>を保ち、画面の上端は眼の高さと同じか、やや下になるようにする

関連問題：R3.4.問16

参考資料：「情報機器作業における労働衛生管理のためのガイドライン」（令和元年7月発出、令和3年12月一部改正）

＊上記ガイドラインが一部改正されたが、試験問題公表後の改正のため、（3）のみを正答とした。

関連するポイント

（1）照度の基準値
　　書類およびキーボード面の照度……300ルクス以上

（2）一連続作業時間……全ての情報機器作業について一連続作業は1時間を超えないようにし、次の連続作業までの間に10〜15分の作業休止時間を設け、一連続作業時間内において1〜2回程度の小休止を設ける

（3）主な健康診断項目…「業務歴の調査」、「既往歴の調査」、「自覚症状の有無の調査」、「眼科学的検査（遠見視力、近見視力など）」、「筋骨格系に関する検査（上肢の運動機能、圧痛点など）」

問20　厚生労働省の「労働安全衛生マネジメントシステムに関する指針」に関する次の記述のうち、誤っているものはどれか。

（1）この指針は、労働安全衛生法の規定に基づき機械、設備、化学物質等による危険又は健康障害を防止するため事業者が講ずべき具体的な措置を定めるものではない。

（2）このシステムは、生産管理等事業実施に係る管理と一体となって運用されるものである。

（3）このシステムでは、事業者は、事業場における安全衛生水準の向上を図るための安全衛生に関する基本的考え方を示すものとして、安全衛生方針を表明し、労働者及び関係請負人その他の関係者に周知させる。

（4）このシステムでは、事業者は、安全衛生方針に基づき設定した安全衛生目標を達成するため、事業場における危険性又は有害性等の調査の結果等に基づき、一定の期間を限り、安全衛生計画を作成する。

（5）事業者は、このシステムに従って行う措置が適切に実施されているかどうかについて調査及び評価を行うため、外部の機関による監査を受けなければならない。

問20 （5）

　この問題は、「衛生管理体制」の知識を問う問題である。システム監査の実施者は、必要な能力を有し、システム監査の実施に当たって公平かつ客観的な立場にある者であることが求められているが、企業内部の者、企業外部の者のいずれが実施しても差し支えない。

重要ポイント
システム監査の実施者を確認しておく。 企業内部の者、企業外部の者のいずれが実施しても差し支えない

関連問題：R4. 4. 問17
参考資料：「労働安全衛生マネジメントシステムに関する指針」（平成18年3
　　　　　月発出）

■ 労働生理 ■

問21　神経系に関する次の記述のうち、誤っているものはどれか。

（1）神経系を構成する基本的な単位である神経細胞は、通常、1個の細胞体、1本の軸索及び複数の樹状突起から成り、ニューロンともいわれる。

（2）体性神経は、運動及び感覚に関与し、自律神経は、呼吸、循環などに関与する。

（3）大脳の皮質は、神経細胞の細胞体が集まっている灰白質で、感覚、思考などの作用を支配する中枢として機能する。

（4）交感神経系と副交感神経系は、各種臓器において双方の神経線維が分布し、相反する作用を有している。

（5）交感神経系は、身体の機能をより活動的に調節する働きがあり、心拍数を増加させたり、消化管の運動を高める。

問21　（5）

　この問題は、「神経系」の知識を問う問題である。交感神経と副交感神経は、相反する作用を有している。

 重要ポイント

> **交感神経と副交感神経の働きを比較確認しておく。**
>
> ①　交感神経………心拍数が<u>増加</u>し、消化管の運動を<u>抑制</u>する
> ②　副交感神経……心拍数が<u>減少</u>し、消化管の運動を<u>亢進</u>する

関連問題：R3. 4. 問21　R4. 10. 問27

過去の公表問題の重要ポイント

（1）感覚神経と運動神経それぞれの働き……H23. 4. 問23
　①　感覚神経……身体各部の感覚器から得た刺激を脳などの中枢神経に伝える働き
　②　運動神経……身体や内臓の筋肉の動きを指令するための中枢神経からの刺激を各部位に伝える働き

（2）小脳が支配している事柄……H22. 4. 問25
　小脳には、運動ならびに平衡覚の中枢がある

（3）大脳皮質が支配している事柄……R1. 10. 問23
　大脳皮質（灰白質）は、運動・感覚・記憶・思考・意志・感情の作用を支配する

（4）神経細胞（ニューロン）の形……H28. 4. 問22
　細胞体から通常1本の軸索、複数の樹状突起が突き出した形をしている

（5）末梢神経の分類等……H25. 4. 問25
　①　末梢神経は、体性神経と自律神経からなる
　②　体性神経は、感覚神経と運動神経からなる
　③　自律神経は、各臓器の機能を意志とは無関係に調節している

問22　心臓及び血液循環に関する次の記述のうち、誤っているものはどれか。

（1）心臓は、自律神経の中枢で発生した刺激が刺激伝導系を介して心筋に伝わることにより、規則正しく収縮と拡張を繰り返す。

（2）肺循環により左心房に戻ってきた血液は、左心室を経て大動脈に入る。

（3）大動脈を流れる血液は動脈血であるが、肺動脈を流れる血液は静脈血である。

（4）心臓の拍動による動脈圧の変動を末梢の動脈で触知したものを脈拍といい、一般に、手首の橈骨動脈で触知する。

（5）動脈硬化とは、コレステロールの蓄積などにより、動脈壁が肥厚・硬化して弾力性を失った状態であり、進行すると血管の狭窄や閉塞を招き、臓器への酸素や栄養分の供給が妨げられる。

問22 （1）

　この問題は、「循環器系」の知識を問う問題である。心臓が規則正しく収縮と弛緩を繰り返しているのは、<u>心臓の中に洞結節</u>と呼ばれるペースメーカーが存在し、ここから電気的な刺激が発生して心筋に正しく伝えているからである。

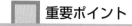

重要ポイント

心臓を動かす刺激を確認しておく。

<u>心臓の中の洞結節</u>と呼ばれるペースメーカーが刺激を発している

関連問題：R2.10.問22　R4.4.問22　R4.10.問22

過去の公表問題の重要ポイント

（1）心筋の分類……H27.10.問22
　心筋は横紋筋（骨格筋）であるが、自ら動きを調節できないので不随意筋である

（2）動脈と静脈の違い……R2.10.問22
　① 動脈……心臓から拍出された血液を送る血管
　② 静脈……心臓に戻る血液を送る血管

（3）動脈血と静脈血の働きの違い……R1.10.問36
　① 動脈血（肺から全身の細胞まで）……生体の諸器官に酸素と栄養物を供給する
　② 静脈血（全身の細胞から肺まで）……生体の諸器官で生じた老廃物・有害物質・分解物質を除去し、呼吸によって生じた二酸化炭素を運搬する

問23　消化器系に関する次の記述のうち、誤っているものはどれか。

（1）三大栄養素のうち糖質はブドウ糖などに、蛋白質はアミノ酸に、脂肪は脂肪酸とグリセリンに、酵素により分解されて吸収される。

（2）無機塩及びビタミン類は、酵素による分解を受けないでそのまま吸収される。

（3）膵臓から十二指腸に分泌される膵液には、消化酵素は含まれていないが、血糖値を調節するホルモンが含まれている。

（4）ペプシノーゲンは、胃酸によってペプシンという消化酵素になり、蛋白質を分解する。

（5）小腸の表面は、ビロード状の絨毛という小突起で覆われており、栄養素の吸収の効率を上げるために役立っている。

問23 （3）

　この問題は、「消化器系」の知識を問う問題である。膵液には、「トリプシン」、「リパーゼ」、「アミラーゼ」などの消化酵素が含まれている。

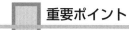
重要ポイント

膵液に含まれている消化酵素を確認しておく。

膵液には「トリプシン」、「リパーゼ」、「アミラーゼ」などの消化酵素が含まれている

関連問題：R2. 10. 問24　R3. 4. 問24　R4. 4. 問26　R4. 10. 問30

過去の公表問題の重要ポイント

（1）胆汁……R2. 10. 問24
　胆汁はアルカリ性の消化液で、酵素は含まないが、食物中の脂肪を乳化させ、脂肪分解の働きを助ける

（2）3大栄養素それぞれの分解に関わる消化酵素……R2. 4. 問24
① トリプシン、ペプシン：タンパク質を分解する消化酵素
② リパーゼ：脂肪を分解する消化酵素
③ アミラーゼ：糖質（炭水化物）を分解する消化酵素

問24 呼吸に関する次の記述のうち、誤っているものはどれか。

（1）呼吸運動は、気管と胸膜の協調運動によって、胸郭内容積を周期的に増減させて行われる。

（2）胸郭内容積が増し、その内圧が低くなるにつれ、鼻腔、気管などの気道を経て肺内へ流れ込む空気が吸気である。

（3）肺胞内の空気と肺胞を取り巻く毛細血管中の血液との間で行われる酸素と二酸化炭素のガス交換を、肺呼吸又は外呼吸という。

（4）全身の毛細血管中の血液が各組織細胞に酸素を渡して二酸化炭素を受け取るガス交換を、組織呼吸又は内呼吸という。

（5）血液中の二酸化炭素濃度が増加すると、呼吸中枢が刺激され、肺でのガス交換の量が多くなる。

問24 （1）

　この問題は、「呼吸器系」の知識を問う問題である。肺は、横隔膜や肋間筋などの呼吸筋が収縮、弛緩することで胸腔内の圧力を変化させ、受動的に伸縮して呼吸運動を行っている。

重要ポイント

呼吸運動のメカニズムを確認しておく。

横隔膜や肋間筋などの呼吸筋が収縮、弛緩することで呼吸運動は行われている

関連問題：R2.10.問23　R4.4.問21　R4.10.問21

過去の公表問題の重要ポイント
（1）吸気と呼気のメカニズム……H21.10.問21 　吸気……胸郭内容積が増して内圧が低くなる 　呼気……胸郭内容積が減って内圧が高くなる （2）外呼吸と内呼吸……H26.10.問21 　①　外呼吸（肺呼吸）………肺胞内での空気中の酸素と血液中の二酸化炭素の 　　　　　　　　　　　　　　ガス交換 　②　内呼吸（組織呼吸）……全身の毛細血管中の血液が各組織細胞に酸素を渡 　　　　　　　　　　　　　　して二酸化炭素を受け取るガス交換 （3）呼吸中枢に刺激を与える条件……R2.10.問23 　呼吸中枢は、血液中の二酸化炭素が増加し酸素が減少すると刺激を受ける （4）呼吸中枢の存在する場所……H27.10.問23 　呼吸中枢は延髄にある

問25 腎臓・泌尿器系に関する次の記述のうち、誤っているものはどれか。

（1）腎臓の皮質にある腎小体では、糸球体から蛋白質以外の血漿成分がボウマン嚢に濾し出され、原尿が生成される。

（2）腎臓の尿細管では、原尿に含まれる大部分の水分及び身体に必要な成分が血液中に再吸収され、残りが尿として生成される。

（3）尿は淡黄色の液体で、固有の臭気を有し、通常、弱酸性である。

（4）尿の生成・排出により、体内の水分の量やナトリウムなどの電解質の濃度を調節するとともに、生命活動によって生じた不要な物質を排出する。

（5）尿の約95％は水分で、約５％が固形物であるが、その成分が全身の健康状態をよく反映するので、尿を採取して尿素窒素の検査が広く行われている。

問25 （5）

　この問題は、「腎臓・泌尿器系」の知識を問う問題である。尿一般検査では、尿蛋白、尿糖の有無を検査する。<u>尿素窒素は、腎臓の働きが低下すると、血液中の値が高くなる</u>。尿中の値ではない。

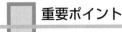 **重要ポイント**

腎臓の機能をみる検査である尿素窒素を確認しておく。
<u>尿素窒素は、腎臓の働きが低下すると、血液中の値が高くなる</u>

関連問題：R2.10.問26　R3.4.問25　R4.4.問30　R4.10.問25

過去の公表問題の重要ポイント
（1）腎臓の機能検査項目……H21.10.問27 　腎機能が低下すると血液中の尿素窒素量、ならびに尿中の蛋白量が増える （2）腎臓の各部位の働き……R3.4.問25 　① 糸球体……血液中の血球とタンパク質以外の成分をボウマン嚢に濾過 　② 尿細管……原尿中の水分、電解質、糖、アミノ酸、ビタミンCを血液中に再吸収 （3）尿の特徴……R3.4.問25 　淡黄色の液体で、固有の臭気を有し、通常弱酸性である

問26　代謝に関する次の記述のうち、正しいものはどれか。

（1）代謝において、細胞に取り入れられた体脂肪、グリコーゲンなどが分解されてエネルギーを発生し、ＡＴＰが合成されることを同化という。

（2）代謝において、体内に摂取された栄養素が、種々の化学反応によって、ＡＴＰに蓄えられたエネルギーを用いて、細胞を構成する蛋白質などの生体に必要な物質に合成されることを異化という。

（3）基礎代謝量は、安静時における心臓の拍動、呼吸、体温保持などに必要な代謝量で、睡眠中の測定値で表される。

（4）エネルギー代謝率は、一定時間中に体内で消費された酸素と排出された二酸化炭素の容積比で表される。

（5）エネルギー代謝率は、動的筋作業の強度を表すことができるが、精神的作業や静的筋作業には適用できない。

問26 （5）

この問題は、「代謝系」の知識を問う問題である。エネルギー代謝率
の定義、ならびに特徴を押さえておく。

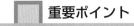
重要ポイント

エネルギー代謝率の定義を確認しておく。

筋的作業強度が基礎代謝量の何倍に当たるかを示している数値

重要ポイント

エネルギー代謝率の特徴を確認しておく。

① 体格、性別などの個人差による影響は少なく、同じ作業であれ
ば、ほぼ同じ値となる
② 動的筋作業の強度を表すことが出来るが、精神的作業、静的筋
作業には適用できない

関連問題：R3.4.問29　R4.4.問29

過去の公表問題の重要ポイント

（1）基礎代謝量の定義……R1.10.問29
安静で覚醒、横臥の状態で必要な最小限（心臓の拍動、呼吸運動、体温保持な
ど）のエネルギー代謝量

（2）基礎代謝量の特徴……H26.4.問29
同性同年齢であれば体表面積にほぼ正比例する

問27　耳とその機能に関する次の記述のうち、誤っているものはどれか。

（1）耳は、聴覚、平衡感覚などをつかさどる器官で、外耳、中耳、内耳の三つの部位に分けられる。

（2）耳介で集められた音は、鼓膜を振動させ、その振動は耳小骨によって増幅され、内耳に伝えられる。

（3）内耳は、前庭、半規管、蝸牛（うずまき管）の三つの部位からなり、前庭と半規管が平衡感覚、蝸牛が聴覚を分担している。

（4）半規管は、体の傾きの方向や大きさを感じ、前庭は、体の回転の方向や速度を感じる。

（5）鼓室は、耳管によって咽頭に通じており、その内圧は外気圧と等しく保たれている。

問27 （4）

この問題は、「感覚器系」の知識を問う問題である。体の傾きの方向、大きさを感じるのは内耳の前庭であり、体の回転方向、速度を感じるのは内耳の半規管である。このような平衡感覚器は、いずれも内耳にある。また内耳には、聴覚をつかさどる蝸牛もある。

重要ポイント

内耳のそれぞれの器官の役割を確認しておく。

（1）平衡覚
① 前庭………体の傾き方向、大きさを感じる
② 半規管……体の回転方向、速度を感じる
（2）聴覚……蝸牛が聴覚をつかさどる

関連問題：R2.10.問28　R3.4.問27　R4.4.問27　R4.10.問26

過去の公表問題の重要ポイント

（1）温度感覚の特徴……H23.10.問27
一般に冷覚の方が温覚よりも鋭敏である

（2）水晶体の役割……R1.10.問27
① 厚さを変えることで、異なる距離にある物体の像を網膜上に結像させる
② 近くを見る時は厚くなり、遠くを見る時は薄くなる

（3）音の伝達の流れ……H25.4.問29
外耳道　→　鼓膜　→　耳小骨　→　蝸牛　→　蝸牛神経

（4）網膜の視細胞の機能……R2.4.問22
錘状体は色を感じ、杆状体は明暗を感じる

（5）深部感覚……R3.4.問27
骨格筋や関節内にある受容器が自分の手足の位置や関節の角度などを感じて、姿勢や動きなどを認識する感覚

問28　抗体に関する次の文中の＿＿＿＿内に入れるＡからＣの語句の組合せと
　　　して、適切なものは（1）～（5）のうちどれか。

　　　　　「抗体とは、体内に入ってきた　Ａ　に対して　Ｂ　免疫において
　　　作られる　Ｃ　と呼ばれる蛋白質のことで、　Ａ　に特異的に結合し、
　　　　Ａ　の働きを抑える働きがある。」

	Ａ	Ｂ	Ｃ
（1）	化学物質	体液性	アルブミン
（2）	化学物質	細胞性	免疫グロブリン
（3）	抗原	体液性	アルブミン
（4）	抗原	体液性	免疫グロブリン
（5）	抗原	細胞性	アルブミン

問28 （4）

この問題は、「内分泌系」の知識を問う問題である。免疫を学んでおく。

 重要ポイント

２つの免疫を確認しておく。

（1）体液性免疫……リンパ球が産生する抗体によって病原体を攻撃する
（2）細胞性免疫……リンパ球などが直接病原体などを取り込んで排除する

 重要ポイント

抗原と抗体を確認しておく。

（1）抗原……免疫に関係する細胞（リンパ球）によって異物として認識される物質
（2）抗体……体内に入ってきた抗原に対して体液性免疫において作られる免疫グロブリンと呼ばれるタンパク質

関連問題：R3.4.問28

問29　体温調節に関する次の記述のうち、誤っているものはどれか。

（1）寒冷な環境においては、皮膚の血管が収縮して血流量が減って、熱の放
　　散が減少する。

（2）暑熱な環境においては、内臓の血流量が増加し体内の代謝活動が亢進す
　　ることにより、人体からの熱の放散が促進される。

（3）体温調節にみられるように、外部環境などが変化しても身体内部の状態
　　を一定に保とうとする性質を恒常性（ホメオスタシス）という。

（4）計算上、100 gの水分が体重70kgの人の体表面から蒸発すると、気化熱
　　が奪われ、体温が約1℃下がる。

（5）熱の放散は、輻射（放射）、伝導、蒸発などの物理的な過程で行われ、
　　蒸発には、発汗と不感蒸泄によるものがある。

問29 （2）

　この問題は、「環境条件による人体機能の変化」の知識を問う問題である。高温環境下においては、体表面の血流量が増加し、体内の代謝活動が抑制される。

■ 重要ポイント

■ 高温環境下、ならびに低温環境下の身体の変化を確認しておく。

高温環境下……体表面の血流量が増加し、体内の代謝活動が抑制される

低温環境下……体表面の血流量が減少し、体内の代謝活動が増加する

関連問題：R2.10.問25　R4.4.問23　R4.10.問23

過去の公表問題の重要ポイント

（1）熱の放散現象……R2.10.問25
　熱の放散現象………………放射、伝導、対流、蒸発
　人体からの水分の蒸発……発汗、不感蒸泄

（2）恒常性（ホメオスタシス）とは……H22.10.問30
　外部環境が変化しても身体内の状態を一定に保とうとする生体の仕組み

（3）体温調節中枢の位置……H27.10.問29
　体温調節中枢は間脳の視床下部にある

問30　睡眠に関する次の記述のうち、誤っているものはどれか。

（1）睡眠と覚醒のリズムのように、約1日の周期で繰り返される生物学的リ
　　　ズムをサーカディアンリズムといい、このリズムの乱れは、疲労や睡眠障
　　　害の原因となる。

（2）睡眠は、睡眠中の目の動きなどによって、レム睡眠とノンレム睡眠に分
　　　類される。

（3）コルチゾールは、血糖値の調節などの働きをするホルモンで、通常、そ
　　　の分泌量は明け方から増加し始め、起床前後で最大となる。

（4）レム睡眠は、安らかな眠りで、この間に脳は休んだ状態になっている。

（5）メラトニンは、睡眠に関与しているホルモンである。

問30 （4）

　この問題は、「睡眠」の知識を問う問題である。レム睡眠は、眠って
いても眼球が動いている眠りの浅い状態である。

重要ポイント

レム睡眠、ノンレム睡眠を確認しておく。

①　レム睡眠…………眠っていても眼球が動いている眠りの浅い状態
②　ノンレム睡眠……眼球が動かない眠りで、脳の活動が低下し、
　　　　　　　　　　ぐっすり寝ている状態

関連問題：R2.10.問29　R3.4.問23

過去の公表問題の重要ポイント

（1）基礎代謝量……H28.10.問30
　基礎代謝量は、睡眠中ではなく、安静で覚醒、横臥の状態で必要な最小限のエ
ネルギー代謝量

（2）睡眠時の身体の動き……H24.10.問30
①　新陳代謝と体温は低下し、心臓の拍動数と呼吸量は減少
②　副交感神経が優位に働く（消化管の運動は亢進）

（3）甲状腺ホルモン……R2.10.問29
　交感神経系が優位に働く昼間に分泌が上昇し、交感神経を刺激し代謝をさせる

令和3年4月公表分

試験問題と解答・解説

ワンポイントコラム 4

キーナンバー　10・20・30・50

　数字を等間隔に並べました。「10・20・30・50」をひとまとまりにして覚えていきましょう。

（1）　常時10人以上の労働者を使用する使用者は、遅滞なく就業規則を所轄労働基準監督署長に届け出る。
　　　（法令：労基則第49条）

（2）　有害な業務を行っていない屋内作業場において、窓その他の直接外気に向かって開放することができる部分の面積が、常時床面積の20分の1以上であるものには換気設備を設けなくてもよい。
　　　（法令：安衛則第601条／関連問題：R4. 4. 問5）

（3）　（労働基準法に定める）育児時間は、1日2回、1回当たり少なくとも30分の時間を請求できる。
　　　（法令：労基法第67条／関連問題：R2. 10. 問10）

（4）　常時50人以上の労働者を使用する事業場において、定期健康診断の結果については、遅滞なく、所轄労働基準監督署長に報告を行っている。
　　　（法令：安衛則第52条／関連問題：R2. 10. 問3）

■ 関係法令 ■

問1　衛生管理者の選任について、法令上、定められているものは次のうちどれか。

　　　ただし、衛生管理者の選任の特例はないものとする。

（1）衛生管理者を選任したときは、遅滞なく、所定の様式による報告書を、所轄労働基準監督署長に提出しなければならない。

（2）常時使用する労働者数が60人の電気業の事業場では、第二種衛生管理者免許を有する者のうちから衛生管理者を選任することができる。

（3）常時使用する労働者数が1,000人を超え2,000人以下の事業場では、少なくとも3人の衛生管理者を選任しなければならない。

（4）常時使用する労働者数が3,000人を超える事業場では、6人の衛生管理者のうち2人まで、事業場に専属でない労働衛生コンサルタントのうちから選任することができる。

（5）常時使用する労働者数が2,000人以上の事業場では、専任の衛生管理者を2人以上選任しなければならない。

問1 （1）

　この問題は、「安全衛生管理体制」の知識を問う問題である。衛生管理者は、常時50人以上の労働者を使用する全業種の事業場で選任する必要があり、労働者数によって選任する人数が異なることを押さえておく。また、常時1000人を超える事業場の場合と常時500人を超える労働者を使用する事業場で、一定の有害業務に常時30人以上が従事する場合は衛生管理者のうち1人を<u>専任の衛生管理者</u>としなければならないことを押さえておく。

　なお、衛生管理者は選任すべき事由が発生した日から14日以内に選任し、選任したときは、遅滞なく、所定の様式による報告書を所轄労働基準監督署長に提出する。

 **重要ポイント**

第2種衛生管理者免許が有効な代表的な業種を確認しておく。

金融業、各種商品小売業（商店、スーパーマーケット、書店など）、旅館業、ゴルフ場業、警備業など

重要ポイント

衛生管理者の選任数を確認しておく。

① 50人以上200人以下　　　→　1人
② 200人を超え500人以下　　→　2人
③ 500人を超え1000人以下　　→　3人
④ 1000人を超え2000人以下　→　4人
⑤ 2000人を超え3000人以下　→　5人
⑥ 3000人を超える場合　　　→　6人

法令：安衛法第12条、安衛令第4条、安衛則第7条
関連問題：R2.10.問1　R3.10.問1

問2　衛生管理者の職務又は業務として、法令上、定められていないものは次
　　　のうちどれか。

　　　ただし、次のそれぞれの業務は衛生に関する技術的事項に限るものとす
　　　る。

（1）健康診断の実施その他健康の保持増進のための措置に関すること。

（2）労働災害の原因の調査及び再発防止対策に関すること。

（3）安全衛生に関する方針の表明に関すること。

（4）少なくとも毎週1回作業場等を巡視し、衛生状態に有害のおそれがある
　　　ときは、直ちに、労働者の健康障害を防止するため必要な措置を講ずるこ
　　　と。

（5）労働者の健康を確保するため必要があると認めるとき、事業者に対し、
　　　労働者の健康管理等について必要な勧告をすること。

問2　（5）

　この問題は、「安全衛生管理体制」の知識を問う問題である。衛生管理者は、総括安全衛生管理者が統括管理する業務のうち衛生に係る技術的事項を管理する。<u>事業者に対して、労働者の健康管理等について必要な勧告をすることができるのは産業医である。</u>

■ 重要ポイント

事業者が衛生管理者に管理させる業務を確認しておく。

① 　安全衛生に関する方針の表明に関すること
② 　安全衛生に関する計画の作成、実施、評価及び改善に関すること
③ 　労働者の危険又は健康障害を防止するための措置に関すること
④ 　労働者の安全又は衛生のための教育の実施に関すること
⑤ 　健康診断の実施その他健康の保持増進のための措置に関すること
⑥ 　労働災害の原因の調査及び再発防止対策に関すること

法令：安衛法第10条、同第12条、安衛則第3条の2
関連問題：R2.10.問2

問3　産業医に関する次の記述のうち、法令上、誤っているものはどれか。

（1）常時使用する労働者数が50人以上の事業場において、厚生労働大臣の指定する者が行う産業医研修の修了者等の所定の要件を備えた医師であっても、当該事業場においてその事業を統括管理する者は、産業医として選任することはできない。

（2）産業医が、事業者から、毎月1回以上、所定の情報の提供を受けている場合であって、事業者の同意を得ているときは、産業医の作業場等の巡視の頻度を、毎月1回以上から2か月に1回以上にすることができる。

（3）事業者は、産業医が辞任したとき又は産業医を解任したときは、遅滞なく、その旨及びその理由を衛生委員会又は安全衛生委員会に報告しなければならない。

（4）事業者は、産業医が旅行、疾病、事故その他やむを得ない事由によって職務を行うことができないときは、代理者を選任しなければならない。

（5）事業者が産業医に付与すべき権限には、労働者の健康管理等を実施するために必要な情報を労働者から収集することが含まれる。

問3 （4）

　この問題は「安全衛生管理体制」の知識を問う問題である。事業場においてその事業を統括管理する者は、産業医として選任することはできない。旅行、疾病、事故その他やむを得ない事由によって職務を行うことができないときに、事業者が代理者を選任しなければならないのは、<u>産業医ではなく総括安全衛生管理者である。</u>

　また、産業医が作業場等の巡視の頻度を、毎月1回以上から2か月に1回以上にすることができるためには、事業者から所定の情報を提供されていること、事業者の同意を得ていること、の2つの要件が必要である。

■ 重要ポイント

■ 産業医の定期巡視について確認しておく。

産業医は、事業者から、毎月1回以上、所定の情報の提供を受けている場合で、事業者の同意を得ているときは、作業場等の巡視の頻度を、毎月1回以上から2か月に1回以上にすることができる

法令：安衛法第13条、安衛則第13条、同第14条の4、同第15条
関連問題：R3.10.問3　R4.4.問3　R4.10.問3

問4　労働安全衛生規則に規定されている医師による健康診断について、法令に違反しているものは次のうちどれか。

（1）雇入時の健康診断において、医師による健康診断を受けた後、3か月を経過しない者がその健康診断結果を証明する書面を提出したときは、その健康診断の項目に相当する項目を省略している。

（2）雇入時の健康診断の項目のうち、聴力の検査は、35歳及び40歳の者並びに45歳以上の者に対しては、1,000Hz及び4,000Hzの音について行っているが、その他の年齢の者に対しては、医師が適当と認めるその他の方法により行っている。

（3）海外に6か月以上派遣して帰国した労働者について、国内の業務に就かせるとき、一時的な就業の場合を除いて、海外派遣労働者健康診断を行っている。

（4）常時50人の労働者を使用する事業場において、雇入時の健康診断の結果について、所轄労働基準監督署長に報告を行っていない。

（5）常時40人の労働者を使用する事業場において、定期健康診断の結果について、所轄労働基準監督署長に報告を行っていない。

問4　（2）

　この問題は、「健康診断等」の知識を問う問題である。代表的な省略できる検査項目、ならびに省略できない検査項目を押さえておく。雇入時の健康診断における聴力の検査は、医師が適当と認めるその他の方法によって行うことはできない。また、健康診断結果報告が必要な一般健康診断は、定期健康診断（常時50人以上の労働者を使用する場合）であることも確認しておく。なお、雇入時の健康診断の結果については、所轄労働基準監督署長に報告する規定はない。

重要ポイント

代表的な省略のできる項目、省略のできない項目を確認しておく。

1．省略できる項目
　①　雇入時健康診断……健診後３か月を経過しない者が書面による結果の提出をしたときは、相当する項目を省略できる
　②　海外派遣労働者健康診断……他の健康診断を実施した日から６か月間に限り、相当する項目を省略できる

2．省略できない項目
　①　雇入時健康診断……医師の判断で省略できる項目なし
　②　定期健康診断……自覚症状及び他覚症状の有無の検査、血圧の測定、尿検査など

法令：安衛法第66条、安衛則第43条、同第44条、同第45条、同第45条の２
関連問題：R2.10.問3　R3.10.問4　R4.4.問4　R4.10.問4

過去の公表問題の重要ポイント

（1）雇入時の健康診断項目には、1000ヘルツ及び4000ヘルツの音に係る聴力の検査が含まれる（安衛則第43条）……R3.10.問4

（2）深夜業を含む業務に常時従事する労働者に対し、６か月以内ごとに１回、定期に、健康診断を行わなければならない。胸部エックス線検査については、１年以内ごとに１回、定期に行う（安衛則第45条）……H30.4.問7

問5　労働安全衛生法に基づく心理的な負担の程度を把握するための検査（以下「ストレスチェック」という。）の結果に基づき実施する医師による面接指導に関する次の記述のうち、正しいものはどれか。

（1）面接指導を行う医師として事業者が指名できる医師は、当該事業場の産業医に限られる。

（2）面接指導の結果は、健康診断個人票に記載しなければならない。

（3）事業者は、ストレスチェックの結果、心理的な負担の程度が高い労働者であって、面接指導を受ける必要があると当該ストレスチェックを行った医師等が認めたものが面接指導を受けることを希望する旨を申し出たときは、当該申出をした労働者に対し、面接指導を行わなければならない。

（4）事業者は、面接指導の対象となる要件に該当する労働者から申出があったときは、申出の日から3か月以内に、面接指導を行わなければならない。

（5）事業者は、面接指導の結果に基づき、当該労働者の健康を保持するため必要な措置について、面接指導が行われた日から3か月以内に、医師の意見を聴かなければならない。

問5 （3）

　この問題は、「健康診断等」の知識を問う問題である。事業者は、労働者に対して、医師等による心理的な負担の程度を把握するための検査（「ストレスチェック」）を行わなければならない。医師等とは、医師のほかに保健師、歯科医師、看護師、精神保健福祉士、公認心理師をいう。ストレスチェックの事項を押さえておく。

■ 重要ポイント

ストレスチェックの事項を確認しておく。

① 当該労働者の心理的な負担の原因
② 当該労働者の心理的な負担による心身の自覚症状
③ 他の労働者による当該労働者への支援

法令：安衛法第66条の10、安衛則第52条の 9 、同第52条の10
関連問題：R2.10.問 5 　R3.10.問 5 　R4.4.問 7 　R4.10.問 6

関連するポイント

（1）事業者は、常時使用する労働者に対し、1 年以内ごとに1 回、定期に、ストレスチェックを行わなければならない（安衛則第52条の 9 ）

（2）産業医を選任しなければならない事業場以外の事業場についてのストレスチェックの適用については、当分の間、「行わなければならない」とあるのは「行うよう努めなければならない」とする（安衛法附則第 4 条）
　※産業医を選任しなければならない事業場：常時50人以上の労働者を使用する事業場（安衛令第 5 条）

（3）事業者は、ストレスチェックを受けた労働者に対し、医師等からストレスチェックの結果が通知されるようにしなければならない（安衛法第66条の10）

（4）事業者は、ストレスチェックの結果、心理的な負担の程度が高い労働者からの申し出に応じて、医師による面接指導を遅滞なく行わなければならない（安衛法第66条の10）

（5）事業者は、労働者から同意を得て、医師からストレスチェックの結果を受けた場合は、その結果の記録を作成して、5 年間保存しなければならない（安衛則第52条の13）

問6　雇入れ時の安全衛生教育に関する次の記述のうち、法令上、正しいものはどれか。

（1）常時使用する労働者が10人未満である事業場では、教育を省略することができる。

（2）1か月以内の期間を定めて雇用する者については、危険又は有害な業務に従事する者を除き、教育を省略することができる。

（3）飲食店の事業場においては、「作業手順に関すること」についての教育を省略することができる。

（4）旅館業の事業場においては、「作業開始時の点検に関すること」についての教育を省略することができる。

（5）教育を行ったときは、教育の受講者、科目等の記録を作成し、1年間保存しなければならない。

問6 （3）

　この問題は、「安全衛生教育」の知識を問う問題である。雇入れ時の安全衛生教育科目としては、8項目定められている。これらの全部または一部を省略することができる場合が2通りある。通信業や百貨店など各種商品小売業、旅館業、ゴルフ場業の事業場は省略できない業種である。また、作業内容を変更した時は、雇入れ時の安全衛生教育に準じ、その従事する業務に関する安全または衛生のための教育を行わなければならない。

■ 重要ポイント

省略することができる2通りの場合を確認しておく。

1. 労働災害の発生する危険性の少ない事務労働主体の業種（医療業、金融業、警備業、飲食業など）では、①機械等の取扱い方法、②安全装置等の取扱い方法、③作業手順、④作業開始時の点検の4項目が省略できる
2. 十分な知識及び技能を有していると認められる者は、8項目の全部または一部の項目が省略できる

法令：安衛法第59条、安衛令第2条、安衛則第35条
関連問題：R2.10.問6　R3.10.問6　R4.4.問6

関連するポイント

（1）従事させる業務に関して発生するおそれのある疾病の原因及び予防に関することは、事業場の業種にかかわらず教育が必要な事項（安衛則第35条）

（2）事故時等における応急措置及び退避に関することは、事業場の業種にかかわらず教育が必要な事項（安衛則第35条）

（3）事業者は、労働者を雇い入れ、または労働者の作業内容を変更したときは、遅滞なく、必要な項目について、教育を行う（安衛則第35条）

問7　ある屋内作業場の床面から4mをこえない部分の容積が150m³であり、かつ、このうちの設備の占める分の容積が55m³であるとき、法令上、常時就業させることのできる最大の労働者数は次のうちどれか。

（1）　4人
（2）　9人
（3）　10人
（4）　15人
（5）　19人

問7 （2）

　この問題は、「労働安全衛生規則」の知識を問う問題である。数字で基準が定められている代表的なものについて押さえておく。

 重要ポイント

気積について確認しておく。

労働者を常時就業させている屋内作業場の気積は、設備の占める容積及び床面から4メートルを超える高さにある空間を除き、労働者1人につき10立方メートル（m³）以上としなければならない

法令：安衛則第600条、同第601条、同第605条、同第618条、同第619条
関連問題：R1. 10. 問7　R2. 10. 問7　R3. 10. 問7　R4. 4. 問5　R4. 10. 問8

関連するポイント

（1）食堂の床面積は、食事の際の1人につき、1平方メートル（m²）以上（安衛則第630条）

（2）炊事従業員専用の休憩室及び便所を設ける（安衛則第630条）

（3）炊事場には、専用の履物を備え、土足のまま立ち入らせない（安衛則第630条）

（4）照明設備の点検、ねずみ・昆虫の調査は6か月以内ごとに1回、定期に行い、必要な措置をとる（安衛則第605条、同第619条）

（5）有害な業務を行っていない屋内作業場において、窓その他の直接外気に向かって開放することのできる部分の面積が、常時床面積の20分の1以上であるものには換気設備を設けなくてもよい（安衛則第601条）

（6）常時50人（男性＋女性）以上または常時30人以上の女性労働者を使用する時は、臥床することのできる休養室などを男性用と女性用に区別して設ける（安衛則第618条）

問8　事務室の空気環境の測定又は設備の点検に関する次の記述のうち、法令
　　　上、誤っているものはどれか。

（1）燃焼器具を使用するときは、発熱量が著しく少ないものを除き、毎日、
　　　異常の有無を点検しなければならない。

（2）事務室において使用する機械による換気のための設備については、2か
　　　月以内ごとに1回、定期に、異常の有無を点検しなければならない。

（3）空気調和設備を設けている場合は、その設備内に設けられた排水受けに
　　　ついて、原則として、1か月以内ごとに1回、定期に、その汚れ及び閉塞
　　　の状況を点検しなければならない。

（4）中央管理方式の空気調和設備を設けた建築物内の事務室において、空気
　　　中の一酸化炭素及び二酸化炭素の含有率については、6か月以内ごとに1
　　　回、定期に、測定しなければならない。

（5）事務室の建築、大規模の修繕又は大規模の模様替を行ったときは、その
　　　事務室における空気中のホルムアルデヒドの濃度を、その事務室の使用を
　　　開始した日以後所定の期間に1回、測定しなければならない。

問8 （4）

この問題は、「事務所衛生基準規則」の知識を問う問題である。空気調和設備内に設けられた排水受けについては、1か月以内ごとに1回、定期にその汚れおよび閉塞の状況を点検し、必要に応じ、その清掃等を行わなければならない。

重要ポイント

中央管理方式の空気調和設備を設けた建築物内の事務室の点検基準を確認しておく。

中央管理方式の空気調和設備を設けた建築物内の事務室については、空気中の一酸化炭素及び二酸化炭素の含有率を、2か月以内ごとに1回、定期に測定しなければならない

法令：事務所則第7条、同第9条
関連問題：R2.10.問8　R4.4.問8　R4.10.問7

過去の公表問題の重要ポイント

（1）事務室の建築、大規模の修繕又は大規模の模様替えを行ったときは、その事務室の使用開始後所定の時期に1回、その事務室における空気中のホルムアルデヒドの濃度を測定（事務所則第7条の2）……R4.10.問7

（2）燃焼器具を使用するときは、発熱量が著しく少ないものを除き、毎日、異常の有無を点検（事務所則第6条）……R4.10.問7

（3）機械による換気のための設備は、2か月以内ごとに1回、定期に異常の有無を点検（事務所則第9条）……R4.10.問7

問9　労働基準法における労働時間等に関する次の記述のうち、正しいものは
　　　どれか。

　　　　ただし、労使協定とは、「労働者の過半数で組織する労働組合（その労
　　　働組合がない場合は労働者の過半数を代表する者）と使用者との書面によ
　　　る協定」をいうものとする。

（1）　1日8時間を超えて労働させることができるのは、時間外労働の労使協
　　　定を締結し、これを所轄労働基準監督署長に届け出た場合に限られてい
　　　る。

（2）　労働時間に関する規定の適用については、事業場を異にする場合は労働
　　　時間を通算しない。

（3）　所定労働時間が7時間30分である事業場において、延長する労働時間が
　　　1時間であるときは、少なくとも45分の休憩時間を労働時間の途中に与え
　　　なければならない。

（4）　監視又は断続的労働に従事する労働者であって、所轄労働基準監督署長
　　　の許可を受けたものについては、労働時間、休憩及び休日に関する規定は
　　　適用されない。

（5）　フレックスタイム制の清算期間は、6か月以内の期間に限られる。

問9　（4）

この問題は、「労働基準法の労働時間及び休憩」の知識を問う問題である。休憩時間は労働時間の途中に与えなければならない。また、労働時間によって休憩時間も異なることを把握しておく。

労働時間が6時間を超える事業場においては、休憩時間は少なくとも45分、労働時間が8時間を超える事業場では少なくとも1時間与えなければならない。

なお、監督、管理の地位にある者または機密の事務を取り扱う者、監視または断続的労働に従事する労働者で行政官庁（所轄労働基準監督署長）の許可を受けた者は労働時間、休憩及び休日に関する規定は適用除外されている。

フレックスタイム制の清算期間は、2019年4月から上限3か月に延長された。

重要ポイント

労働時間等の適用除外を確認しておく。

監督、管理の地位にある者または機密の事務を取り扱う者、監視または断続的労働に従事する労働者で行政官庁（所轄労働基準監督署長）の許可を受けた者は労働時間、休憩及び休日に関する規定は適用除外される

法令：労基法第34条第1項、同第41条第2号、同第3号
関連問題：R2.10.問9　R3.10.問9

問10　労働基準法に定める育児時間に関する次の記述のうち、誤っているもの
　　　はどれか。

（1）生後満1年を超え、満2年に達しない生児を育てる女性労働者は、育児
　　　時間を請求することができる。

（2）育児時間は、必ずしも有給としなくてもよい。

（3）育児時間は、1日2回、1回当たり少なくとも30分の時間を請求するこ
　　　とができる。

（4）育児時間を請求しない女性労働者に対しては、育児時間を与えなくても
　　　よい。

（5）育児時間は、育児時間を請求できる女性労働者が請求する時間に与えな
　　　ければならない。

問10 （1）

　この問題は、「労働基準法の育児時間」の知識を問う問題である。<u>生後満1年に達しない生児</u>を育てる女性労働者は、休憩時間のほかに、1日2回、1回当たり少なくとも30分、生児を育てるための時間（育児時間）を請求できる。

　育児時間は、必ずしも有給としなくてもよい。また、育児時間を請求しない女性労働者に対しては、育児時間を与えなくてもよい。

重要ポイント

育児時間の回数と時間を確認しておく。

① 休憩時間のほかに、1日2回、1回あたり少なくとも30分
② 育児時間を請求できる女性労働者が請求した時間に付与

法令：労基法第67条
関連問題：R2.10.問10

■ 労働衛生 ■

問11　事務室内において、空気を外気と入れ換えて二酸化炭素濃度を1,000ppm以下に保った状態で、在室することのできる最大の人数は次のうちどれか。

　　　ただし、外気の二酸化炭素濃度を400ppm、外気と入れ換える空気量を500m³/h、1人当たりの呼出二酸化炭素量を0.018m³/hとする。

（1）14人
（2）16人
（3）18人
（4）20人
（5）22人

問11 （2）

　この問題は、「事務室等の作業環境管理」の知識を問う問題である。人間の呼気中には、二酸化炭素（CO_2）が含まれている。換気不良になると二酸化炭素濃度は上昇する。通常、部屋の全体的な換気状態の指標には、この二酸化炭素濃度が用いられており、全体換気量の算出も二酸化炭素濃度をベースに行っている。

 重要ポイント

> **必要換気量の計算式を確認しておく。**
>
> ① 算出に用いる数値は、すべて二酸化炭素ガスの数値である
>
> ② 必要換気量 $= \dfrac{\text{室内にいる人が1時間に呼出する}CO_2\text{量}}{(\text{室内}CO_2\text{基準濃度}) - (\text{外気の}CO_2\text{濃度})}$

 重要ポイント

> **分母の単位によって計算方法が異なることを確認しておく。**
>
> ① 分母の数値をppmで計算する時は上式の計算結果を1,000,000倍する
>
> ② 分母の数値を％で計算する時は上式の計算結果を100倍する

関連問題：R2. 10. 問11　　R3. 10. 問11　　R4. 4. 問11　　R4. 10. 問11

過去の公表問題の重要ポイント
計算に用いる定数……R3. 10. 問11
① 室内の二酸化炭素基準濃度……1,000ppm（0.1%）
② 外気の二酸化炭素濃度…………300〜400ppm（0.03〜0.04%）
③ 呼気中の二酸化炭素濃度………4％

問12 温熱条件に関する次の記述のうち、誤っているものはどれか。

（1）温度感覚を左右する環境条件は、気温、湿度、気流及びふく射（放射）熱の四つの要素によって決まる。

（2）実効温度は、人の温熱感に基礎を置いた指標で、気温、湿度及び気流の総合効果を温度目盛りで表したものである。

（3）相対湿度は、乾球温度と湿球温度によって求められる。

（4）太陽照射がない場合のWBGTは、乾球温度と黒球温度から求められる。

（5）WBGT値がその基準値を超えるおそれのあるときには、冷房などによりWBGT値を低減すること、代謝率レベルの低い作業に変更することなどの対策が必要である。

問12 （4）

　この問題は、「温熱環境」の知識を問う問題である。ＷＢＧＴの算出式を確認しておく。

■ 重要ポイント

■ ＷＢＧＴの算出式を確認しておく。

① 屋外で太陽照射がある場合
　ＷＢＧＴ＝0.7×<u>自然湿球温度</u>＋0.2×<u>黒球温度</u>＋0.1×<u>乾球温度</u>
② 屋内の場合、屋外で太陽照射がない場合
　ＷＢＧＴ＝0.7×<u>自然湿球温度</u>＋0.3×<u>黒球温度</u>

関連問題：R2. 10. 問12　R3. 10. 問12　R4. 4. 問12　R4. 10. 問13

問13　照明などの視環境に関する次の記述のうち、誤っているものはどれか。

（1）前方から明かりを取るときは、眼と光源を結ぶ線と視線とで作る角度を40°程度としている。

（2）照明設備については、6か月以内ごとに1回、定期に点検し、汚れなどがあれば清掃又は交換を行っている。

（3）全般照明と局部照明を併用する場合、全般照明による照度は、局部照明による照度の5分の1程度にしている。

（4）照度の単位はルクスで、1ルクスは光度1カンデラの光源から10m離れた所で、その光の光軸に垂直な1m²の面が受ける明るさに相当する。

（5）室内の彩色で、明度を高くすると光の反射率が高くなり照度を上げる効果があるが、彩度を高くしすぎると交感神経の緊張により疲労を招きやすい。

問13 （4）

　この問題は、「視環境」の知識を問う問題である。１ルクスとは、１カンデラの光源から、<u>１m</u>離れたところでその光に直角な面が受ける明るさのことである。

重要ポイント

> **１ルクスの定義を確認しておく。**
>
> １カンデラの光源から、<u>１m</u>離れたところでその光に直角な面が受ける明るさのことである

関連問題：R2.10.問13　R3.10.問13　R4.4.問13　R4.10.問12

過去の公表問題の重要ポイント

（1）前方から明かりを取るときの配慮……H23.4.問13　H23.10.問13
　目と光源を結ぶ線と視線とが作る角度は<u>30°以上</u>

（2）照度の単位……H24.10.問13
　照度の単位は、<u>ルクス（１x）</u>である

（3）全般照明と局部照明を併用する際のバランス……H28.10.問13
　全般照明と局部照明を併用する際の全般照明の照度は、局部照明による照度の少なくともおよそ<u>10分の１以上</u>が望ましい

（4）照明設備の点検頻度……R2.4.問12
　照明設備は、<u>6か月以内ごとに１回</u>点検を行う

問14 厚生労働省の「労働者の心の健康の保持増進のための指針」に基づくメ
　　ンタルヘルスケアの実施に関する次の記述のうち、適切でないものはどれ
　　か。

（1）心の健康については、客観的な測定方法が十分確立しておらず、また、
　　心の健康問題の発生過程には個人差が大きく、そのプロセスの把握が難し
　　いという特性がある。

（2）心の健康づくり計画の実施に当たっては、メンタルヘルス不調を早期に
　　発見する「一次予防」、適切な措置を行う「二次予防」及びメンタルヘル
　　ス不調となった労働者の職場復帰支援を行う「三次予防」が円滑に行われ
　　るようにする必要がある。

（3）労働者の心の健康は、職場配置、人事異動、職場の組織などの要因に
　　よって影響を受けるため、メンタルヘルスケアは、人事労務管理と連携し
　　なければ、適切に進まない場合が多いことに留意する。

（4）労働者の心の健康は、職場のストレス要因のみならず、家庭・個人生活
　　などの職場外のストレス要因の影響を受けている場合も多いことに留意す
　　る。

（5）メンタルヘルスケアを推進するに当たって、労働者の個人情報を主治医
　　等の医療職や家族から取得する際には、あらかじめこれらの情報を取得す
　　る目的を労働者に明らかにして承諾を得るとともに、これらの情報は労働
　　者本人から提出を受けることが望ましい。

問14 （2）

　この問題は、「健康の保持増進対策」の知識を問う問題である。「労働者の心の健康の保持増進のための指針」では、一次予防、二次予防、三次予防が円滑に行われることを求めている。

 重要ポイント

指針に示されている一次予防、二次予防、三次予防を確認しておく。

① 　一次予防（ストレスチェック制度の活用や職場環境等の改善を通じて、メンタルヘルス不調を未然に防止する）
② 　二次予防（メンタルヘルス不調を早期に発見し、適切な措置を行う）
③ 　三次予防（メンタルヘルス不調となった労働者の職場復帰の支援等を行う）

関連問題：R2. 10. 問14

参考資料：「労働者の心の健康保持増進のための指針」（平成18年３月発出）

過去の公表問題の重要ポイント

（１）メンタルヘルス不調を把握する際の留意点……H24. 10. 問14
　事業者が、労働者個人のメンタルヘルス不調に係わる情報を入手する時には、本人の同意が必要

（２）指針に示されている４つのメンタルヘルスケア……R1. 10. 問14
① 　セルフケア（労働者が自ら行うストレスへの気づきと対処）
② 　ラインによるケア（管理監督者が行う職場環境等の改善と相談への対応）
③ 　事業場内産業保健スタッフ等によるケア（産業医、衛生管理者等によるケア）
④ 　事業場外資源によるケア（事業場外の専門機関によるケア）

問15　労働者の健康保持増進のために行う健康測定における運動機能検査の項目とその測定種目との組合せとして、誤っているものは次のうちどれか。

（1）筋力………………………握力

（2）柔軟性……………………上体起こし

（3）平衡性……………………閉眼（又は開眼）片足立ち

（4）敏しょう性………………全身反応時間

（5）全身持久性………………最大酸素摂取量

問15 （2）

この問題は、「健康の保持増進対策」の知識を問う問題である。運動機能検査の具体的な検査項目を確認しておく。

■ 重要ポイント

運動機能検査の調べる能力と具体的な検査項目を確認しておく。

① 筋力……………握力
② 柔軟性…………座位（立位）体前屈
③ 平衡性…………閉眼（または開眼）片足立ち
④ 敏しょう性……全身反応時間
⑤ 全身持久力……最大酸素摂取量

問16　厚生労働省の「情報機器作業における労働衛生管理のためのガイドライン」に関する次の記述のうち、適切でないものはどれか。

（1）ディスプレイ画面上における照度は、500ルクス以下となるようにしている。

（2）書類上及びキーボード上における照度は、300ルクス以上となるようにしている。

（3）ディスプレイ画面の位置、前後の傾き、左右の向き等を調整してグレアを防止している。

（4）ディスプレイは、おおむね30cm以内の視距離が確保できるようにし、画面の上端を眼の高さよりもやや下になるように設置している。

（5）1日の情報機器作業の作業時間が4時間未満である労働者については、自覚症状を訴える者についてのみ、情報機器作業に係る定期健康診断の対象としている。

問16 （4）

この問題は、「情報機器作業の労働衛生管理」の知識を問う問題である。ディスプレイの設置位置は、<u>40cm以上の視距離</u>を保ち、画面の上端は眼の高さと同じか、やや下になるようにする。

重要ポイント

ディスプレイの設置位置を確認しておく。

<u>40cm以上の視距離を保ち、画面の上端は眼の高さと同じか、やや下になるようにする</u>

関連問題：R3. 10. 問19
参考資料：「情報機器作業における労働衛生管理のためのガイドライン」（令和元年7月発出、令和3年12月一部改正）

＊上記ガイドラインが一部改正されたが、試験問題公表後の改正のため、（4）のみを正答とした。

関連するポイント

（1）照度の基準値
　書類およびキーボード面の照度……300ルクス以上

（2）一連続作業時間……すべての情報機器作業について一連続作業は1時間を超えないようにし、次の連続作業までの間に10〜15分の作業休止時間を設け、一連続作業時間内において1〜2回程度の小休止を設ける

（3）主な健康診断項目…「業務歴の調査」、「既往歴の調査」、「自覚症状の有無の調査」、「眼科学的検査（遠見視力、近見視力など）」、「筋骨格系に関する検査（上肢の運動機能、圧痛点など）」

問17　出血及び止血法並びにその救急処置に関する次の記述のうち、誤っているものはどれか。

（1）体内の全血液量は、体重の約13分の1で、その約3分の1を短時間に失うと生命が危険な状態となる。

（2）傷口が泥で汚れているときは、手際良く水道水で洗い流す。

（3）止血法には、直接圧迫法、間接圧迫法などがあるが、一般人が行う応急手当としては直接圧迫法が推奨されている。

（4）毛細血管性出血は、浅い切り傷のときにみられ、傷口からゆっくり持続的に湧き出るような出血である。

（5）止血帯を施した後、受傷者を医師に引き継ぐまでに30分以上かかる場合には、止血帯を施してから30分ごとに1〜2分間、出血部から血液がにじんでくる程度まで結び目をゆるめる。

問17 （4）

　この問題は、「出血時の救急措置」の知識を問う問題である。毛細血管性出血は、擦り傷のときにみられ、傷口から少しずつにじみ出るような出血である。

■ **重要ポイント**

毛細血管性出血を確認しておく。

擦り傷のときにみられ、傷口から少しずつにじみ出るような出血で、傷口を圧迫することで確実に止血できる

関連問題：R2. 10. 問20　R3. 10. 問16

過去の公表問題の重要ポイント

（1）動脈性出血の時の方法……H22. 10. 問19
　　まずは直接圧迫法、太い動脈が切れたような場合は止血帯法

（2）一般市民が行う応急手当……H25. 10. 問20
　　直接圧迫法が推奨されている

（3）長時間医師に引き継げない時の措置……R1. 10. 問17
　　止血帯を施した後、長時間医師に引き継げなく30分以上続けるときは、30分ごとに出血点から血液がにじむ程度に1～2分間ゆるめる

（4）生命が危険な状態となる血液量……H28. 10. 問17
　　全血液量の約3分の1を短時間に失うと生命が危険

（5）動脈性出血と静脈性出血の違い……H29. 10. 問17
　　①　動脈性出血……拍動性で鮮紅色を呈し、出血量が多い
　　②　静脈性出血……浅い切り傷に見られ、傷口からゆっくり、とぎれることなくあふれるような出血

（6）止血帯……R2. 10. 問20
　　止血帯はひもではなく、3cm以上の幅がある帯である

問18　一次救命処置に関する次の記述のうち、誤っているものはどれか。

（1）傷病者に反応がある場合は、回復体位をとらせて安静にして、経過を観
　　　察する。

（2）一次救命処置は、できる限り単独で行うことは避ける。

（3）口対口人工呼吸は、傷病者の鼻をつまみ、1回の吹き込みに3秒以上か
　　　けて傷病者の胸の盛り上がりが見える程度まで吹き込む。

（4）胸骨圧迫は、胸が約5cm沈む強さで、1分間に100〜120回のテンポで
　　　行う。

（5）ＡＥＤ（自動体外式除細動器）による心電図の自動解析の結果、
　　　「ショックは不要です」などのメッセージが流れた場合には、すぐに胸骨
　　　圧迫を再開し心肺蘇生を続ける。

問18 （3）

　この問題は、「心肺蘇生法」の知識を問う問題である。口対口人工呼吸は、１回の吹き込みに<u>約１秒かけて</u>傷病者の胸の盛り上がりが見える程度で吹き込む。

重要ポイント

　　人工呼吸の吹き込みの手順を確認しておく。
　<u>１回の吹き込みに約１秒かけて</u>傷病者の胸の上がりが見える程度まで吹き込む

関連問題：R2. 10. 問18

過去の公表問題の重要ポイント
（１）胸骨圧迫のリズム……H23. 4. 問20 　<u>１分間に約100回のリズム</u>
（２）呼吸の確認方法……H24. 10. 問20 　<u>呼吸の有無を確認(10秒以内)</u>、胸と腹部が上下に動いてなければ「呼吸なし」と判断。呼吸の状態がよくわからない場合は呼吸が停止していると判断し、心停止とみなす。この際に、気道確保を行う必要はない
（３）回復体位をとらせる場面……H23. 10. 問16 　傷病者に反応があり、普段通りの息をしていて経過観察をする場合
（４）ＡＥＤを使う場合の手順……H25. 10. 問19 　電気ショックを施した場合、また心電図解析の結果、電気ショックは不要となった場合、いずれもすぐに心肺蘇生を続けなければならない
（５）人工呼吸と胸骨圧迫のサイクル……H27. 4. 問20 　人工呼吸２回、胸骨圧迫30回を繰り返す

問19 細菌性食中毒に関する次の記述のうち、誤っているものはどれか。

（1）サルモネラ菌による食中毒は、食品に付着した菌が食品中で増殖した際に生じる毒素により発症する。

（2）ボツリヌス菌による毒素は、神経毒である。

（3）黄色ブドウ球菌による毒素は、熱に強い。

（4）腸炎ビブリオ菌は、病原性好塩菌ともいわれる。

（5）セレウス菌及びカンピロバクターは、いずれも細菌性食中毒の原因菌である。

問19 （1）

この問題は、「食中毒」の知識を問う問題である。「感染型」、ならびに「毒素型」の代表的な細菌を確認しておく。

 重要ポイント

感染型の代表的な細菌を確認しておく。

① 腸炎ビブリオ（病原性好塩菌）……海産の魚介類
② サルモネラ菌……糞便により汚染された食肉、鶏卵

重要ポイント

毒素型の代表的な毒素を確認しておく。

① ブドウ球菌が産生するエンテロトキシンは熱に強い
② ボツリヌス菌が産生するボツリヌストキシンは神経毒で致死率が高い

関連問題：R2. 10. 問19　R3. 10. 問18　R4. 4. 問19　R4. 10. 問20

過去の公表問題の重要ポイント

（1）大腸菌による食中毒の特徴……H31. 4. 問19
　① 大腸菌による食中毒……O-157、O-111による食中毒がある
　② 症状……腹痛、出血を伴う水様性の下痢
　③ 加熱不足の食肉などから摂取され、潜伏期間は3〜5日

（2）化学性食中毒の代表例……H30. 10. 問19
　① ヒスタミンは、肉、魚、チーズなどに含まれるヒスチジンが、細菌により分解されて生成される
　② ヒスタミンは、加熱により分解されない

問20　厚生労働省の「職場における腰痛予防対策指針」に基づく、重量物取扱い作業における腰痛予防対策に関する次の記述のうち、誤っているものはどれか。

（1）労働者全員に腰部保護ベルトを使用させる。

（2）取り扱う物の重量をできるだけ明示し、著しく重心の偏っている荷物は、その旨を明示する。

（3）重量物を取り扱うときは、急激な身体の移動をなくし、前屈やひねり等の不自然な姿勢はとらず、かつ、身体の重心の移動を少なくする等、できるだけ腰部に負担をかけない姿勢で行う。

（4）重量物を持ち上げるときには、できるだけ身体を対象物に近づけ、重心を低くするような姿勢をとる。

（5）重量物取扱い作業に常時従事する労働者に対しては、当該作業に配置する際及びその後6か月以内ごとに1回、定期に、医師による腰痛の健康診断を行う。

問20 （1）

この問題は、「作業要因とそれによる職業性疾病」の知識を問う問題である。正解の選択肢以外の内容についても確認しておきたい。

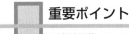

重要ポイント

腰部保護ベルトの導入時の注意点を確認しておく。

腰部保護ベルトは、一律に使用させるのではなく、労働者ごとに効果を確認してから使用の適否を判断する

関連問題：R2. 10. 問16　R3. 10. 問15　R4. 4. 問16　R4. 10. 問16
参考資料：「職場における腰痛予防対策指針」（平成25年6月発出）

過去の公表問題の重要ポイント

腰掛作業の作業姿勢……R2. 10. 問16
椅子に深く腰を掛けて、背もたれで体幹を支え、履物の足裏全体が床に接する姿勢

関連するポイント

（1）人力のみで取り扱う物の重量
　①　満18歳以上の男性労働者……体重のおおむね40%以下
　②　満18歳以上の女性労働者……男性が取り扱うことのできる重量の60%位まで

（2）床が硬いと、立っているだけで腰部への衝撃が大きい。クッション性のある作業靴やマットを利用する

（3）健康診断…6か月以内ごとに1回、定期に、腰痛の健康診断（画像検査など）を実施する

（4）重量物を持ち上げるときの姿勢……できるだけ身体を対象物に近づけ、重心を低くするような姿勢をとる

■ 労働生理 ■

問21　神経系に関する次の記述のうち、誤っているものはどれか。

（1）神経系を構成する基本的な単位である神経細胞は、通常、1個の細胞体、1本の軸索及び複数の樹状突起から成り、ニューロンともいわれる。

（2）体性神経は、運動及び感覚に関与し、自律神経は、呼吸、循環などに関与する。

（3）大脳の皮質は、神経細胞の細胞体が集まっている灰白質で、感覚、思考などの作用を支配する中枢として機能する。

（4）交感神経系と副交感神経系は、各種臓器において双方の神経線維が分布し、相反する作用を有している。

（5）交感神経系は、身体の機能をより活動的に調節する働きがあり、心拍数を増加させたり、消化管の運動を亢進する。

問21 （5）

この問題は、「神経系」の知識を問う問題である。交感神経と副交感神経は、相反する作用を有している。

■ 重要ポイント

交感神経と副交感神経の働きを比較確認しておく。

① 交感神経………心拍数が<u>増加し</u>、消化管の運動を<u>抑制する</u>
② 副交感神経……心拍数が<u>減少し</u>、消化管の運動を<u>亢進する</u>

関連問題：R3.10.問21　R4.10.問27

過去の公表問題の重要ポイント

（1）感覚神経と運動神経それぞれの働き……H23.4.問23
① 感覚神経……身体各部の感覚器から得た刺激を脳などの中枢神経に伝える働き
② 運動神経……身体や内臓の筋肉の動きを指令するための中枢神経からの刺激を各部位に伝える働き

（2）小脳が支配している事柄……H22.4.問25
小脳には、運動ならびに平衡覚の中枢がある

（3）大脳皮質が支配している事柄……R1.10.問23
大脳皮質(灰白質)は、運動・感覚・記憶・思考・意志・感情の作用を支配する

（4）神経細胞（ニューロン）の形……H28.4.問22
細胞体から通常1本の軸索、複数の樹状突起が突き出した形をしている

（5）末梢神経の分類等……H25.4.問25
① 末梢神経は、体性神経と自律神経からなる
② 体性神経は、感覚神経と運動神経からなる
③ 自律神経は、各臓器の機能を意志とは無関係に調節している

問22　肝臓の機能として、誤っているものは次のうちどれか。

（1）コレステロールの合成

（2）尿素の合成

（3）ビリルビンの分解

（4）胆汁の生成

（5）グリコーゲンの合成及び分解

問22 （3）

　この問題は、「消化器系（肝臓）」の知識を問う問題である。肝臓は、赤血球中の分解物からビリルビンを合成して、胆汁に排泄する。この問題は、正解の選択肢の内容よりも、むしろ肝臓で合成されるもの（血漿中のタンパク質、尿素、胆汁など）など、正解以外の選択肢の内容をよく確認しておくことをお勧めしたい。

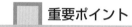
重要ポイント

> **ビリルビンの合成過程を確認しておく。**
>
> 肝臓は、赤血球中の分解物からビリルビンを合成して、胆汁に排泄する

関連問題：R2.10.問24　R4.4.問24　R4.4.問26　R4.10.問29

過去の公表問題の重要ポイント

（1）3大栄養素のそれぞれの分解物が、それぞれ肝臓で何というものに変化するか……H23.4.問24
① ブドウ糖（グルコース）　→　グリコーゲン
② アミノ酸　　　　　　　　→　血漿中のタンパク質（アルブミン等）
③ 脂肪、グリセリン　　　　→　コレステロール、リン脂質

（2）尿素は、何から作られているか……H26.4.問24
　肝臓は、血中のタンパク質の分解物であるアンモニアから尿素を合成して血中に放出している

（3）赤血球、血漿中のタンパク質はどこで作られているか……H27.10.問24
　赤血球……骨髄で作られている
　血漿中のタンパク質（アルブミンなど）……肝臓で作られている

（4）胆汁……R2.10.問24
　胆汁は肝臓で作られるアルカリ性の消化液で、酵素は含まないが、食物中の脂肪を乳化させ、脂肪分解の働きを助ける

問23　睡眠などに関する次の記述のうち、誤っているものはどれか。

（1）睡眠は、睡眠中の目の動きなどによって、レム睡眠とノンレム睡眠に分
類される。

（2）甲状腺ホルモンは、夜間に分泌が上昇するホルモンで、睡眠と覚醒のリ
ズムの調節に関与している。

（3）睡眠と食事は深く関係しているため、就寝直前の過食は、肥満のほか不
眠を招くことになる。

（4）夜間に働いた後の昼間に睡眠する場合は、一般に、就寝から入眠までの
時間が長くなり、睡眠時間が短縮し、睡眠の質も低下する。

（5）睡眠中には、体温の低下、心拍数の減少などがみられる。

問23 （2）

　この問題は、「睡眠」の知識を問う問題である。甲状腺ホルモンは交感神経を刺激し、代謝を促進させる働きがある。したがって、交感神経系が優位に働く昼間に分泌が上昇する。

重要ポイント

甲状腺ホルモンを確認しておく。

交感神経系が優位に働く昼間に分泌が上昇し、交感神経を刺激して代謝を促進させる

関連問題：R2. 10. 問29　R3. 10. 問30

過去の公表問題の重要ポイント

（１）基礎代謝量……H28. 10. 問30
　基礎代謝量は、睡眠中ではなく、安静で覚醒、横臥の状態で必要な最小限のエネルギー代謝量

（２）睡眠時の身体の動き……H24. 10. 問30
　①　新陳代謝と体温は低下し、心臓の拍動数と呼吸量は減少
　②　副交感神経が優位に働く（消化管の運動は亢進）

（３）レム睡眠、ノンレム睡眠……R1. 10. 問30
　①レム睡眠…………眠っていても眼球が動いている眠りの浅い状態
　②ノンレム睡眠……眼球が動かない眠りで、ぐっすり寝ている状態

問24 消化器系に関する次の記述のうち、誤っているものはどれか。

（1）三大栄養素のうち糖質はブドウ糖などに、蛋白質はアミノ酸に、脂肪は脂肪酸とエチレングリコールに、酵素により分解されて吸収される。

（2）無機塩、ビタミン類は、酵素による分解を受けないでそのまま吸収される。

（3）吸収された栄養分は、血液やリンパによって組織に運搬されてエネルギー源などとして利用される。

（4）胃は、塩酸やペプシノーゲンを分泌して消化を助けるが、水分の吸収はほとんど行わない。

（5）小腸は、胃に続く全長6〜7mの管状の器官で、十二指腸、空腸及び回腸に分けられる。

問24 （1）

　この問題は、「消化器系」の知識を問う問題である。３大栄養素の消化・分解について確認しておく。

 重要ポイント

３大栄養素の消化・分解を確認しておく。

	（小腸）	（肝臓）
① 糖質(炭水化物)	→ブドウ糖(グルコース)	→グリコーゲン
② タンパク質	→アミノ酸	→血漿中のタンパク質(アルブミン等)
③ 脂肪	→脂肪酸、グリセリン	→コレステロール、リン脂質

関連問題：R2. 10. 問24　R3. 4. 問22　R3. 10. 問23　R4. 4. 問26　R4. 10. 問30

過去の公表問題の重要ポイント

（１）３大栄養素それぞれの分解に関わる消化酵素……R2. 4. 問24
　① トリプシン、ペプシン：タンパク質を分解する消化酵素
　② リパーゼ：脂肪を分解する消化酵素
　③ アミラーゼ：糖質（炭水化物）を分解する消化酵素

（２）膵液に含まれている消化酵素……R1. 10. 問24
　膵液には「トリプシン」、「リパーゼ」、「アミラーゼ」などの消化酵素が含まれている

問25　腎臓又は尿に関する次のAからDの記述について、誤っているものの組
　　　合せは（1）〜（5）のうちどれか。

　　　　A　ネフロン（腎単位）は、尿を生成する単位構造で、1個の腎小体と
　　　　　それに続く1本の尿細管から成り、1個の腎臓中に約100万個ある。

　　　　B　尿の約95％は水分で、約5％が固形物であるが、その成分は全身の
　　　　　健康状態をよく反映するので、尿検査は健康診断などで広く行われて
　　　　　いる。

　　　　C　腎機能が正常な場合、糖はボウマン嚢中に濾し出されないので、尿
　　　　　中には排出されない。

　　　　D　腎機能が正常な場合、大部分の蛋白質はボウマン嚢中に濾し出され
　　　　　るが、尿細管ではほぼ100％再吸収されるので、尿中にはほとんど排出
　　　　　されない。

（1）　A，B
（2）　A，C
（3）　A，D
（4）　B，C
（5）　C，D

問25 （5）

　この問題は、「腎臓・泌尿器系」の知識を問う問題である。腎臓の各部位の働きを、参考書の図も参考にしながら確認しておきたい。

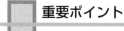
重要ポイント

腎臓の各部位の働きを確認しておく。

① 糸球体……血液中の血球とタンパク質以外の成分をボウマン嚢に濾過
② 尿細管……原尿中の水分、電解質、糖、アミノ酸、ビタミンCを血液中に再吸収

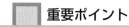
重要ポイント

尿の特徴を確認しておく。

淡黄色の液体で、固有の臭気を有し、通常弱酸性である

関連問題：R2.10.問26　R3.10.問25　R4.4.問30　R4.10.問25

過去の公表問題の重要ポイント

（1）腎臓の機能検査項目……H21.10.問27
　腎機能が低下すると血液中の尿素窒素量、ならびに尿中の蛋白量が増える

（2）尿管……H29.10.問26
　左右に一対ある腎臓から、それぞれ1本ずつ尿管が出て、膀胱につながっている

問26　血液に関する次の記述のうち、正しいものはどれか。
（1）血漿中の蛋白質のうち、アルブミンは血液の浸透圧の維持に関与している。
（2）血漿中の水溶性蛋白質であるフィブリンがフィブリノーゲンに変化する現象が、血液の凝集反応である。
（3）赤血球は、損傷部位から血管外に出ると、血液凝固を促進させる物質を放出する。
（4）血液中に占める白血球の容積の割合をヘマトクリットといい、感染や炎症があると増加する。
（5）血小板は、体内に侵入してきた細菌やウイルスを貪食する働きがある。

問26 （1）

　この問題は、「血液系」の知識を問う問題である。血漿には、「アルブ
ミン」、「グロブリン」、「フィブリノーゲン」などの蛋白質が含まれてい
る。

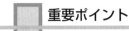
重要ポイント

> **血漿中の代表的な成分について確認しておく。**
>
> アルブミン……血液の浸透圧の維持に関与している
> グロブリン……免疫物質の抗体を含む

関連問題：R2.10.問21　R4.4.問25　R4.10.問28

過去の公表問題の重要ポイント

（1）凝集現象と凝固現象……H23.4.問26
① 　任意の2人の血液を混ぜると、赤血球が互いに集合する現象を起こすこと
がある。これを凝集という
② 　血液が血管の外に出ると、血漿中に含まれるフィブリノーゲンがフィブリ
ンに変化し、血球と結合して凝固する

（2）リンパ球のそれぞれの役割……H23.10.問26
① 　Bリンパ球……抗体を産生する
② 　Tリンパ球……細菌や異物を認識する

（3）ヘマトクリットの定義等……R2.4.問27
① 　ヘマトクリット：血液の容積に対する赤血球の相対容積比
② 　貧血になるとヘマトクリット値は低くなる
③ 　赤血球は、全血液の体積の約40%を占めている

（4）ABO式血液型……H31.4.問24
① 　ABO式血液型は、赤血球の血液型分類
② 　A型の血清は抗B抗体を、B型の血清は抗A抗体を、またO型の血清は両方
の抗体を持つ。AB型の血清はいずれの抗体も持たない

（5）有形成分の数の男女差……R2.10.問26
　赤血球数は男女差があるが、白血球数と血小板数に男女差はない

問27　感覚又は感覚器に関する次の記述のうち、誤っているものはどれか。

（1）眼軸が短過ぎるために、平行光線が網膜の後方で像を結ぶものを遠視という。

（2）嗅覚と味覚は化学感覚ともいわれ、物質の化学的性質を認知する感覚である。

（3）温度感覚は、皮膚のほか口腔などの粘膜にも存在し、一般に冷覚の方が温覚よりも鋭敏である。

（4）深部感覚は、内臓の動きや炎症などを感じて、内臓痛を認識する感覚である。

（5）中耳にある鼓室は、耳管によって咽頭に通じており、その内圧は外気圧と等しく保たれている。

問27 （4）

この問題は、「感覚器系」の知識を問う問題である。深部感覚は、骨格筋や関節内にある受容器が自分の手足の位置や関節の角度などを感じて、姿勢や動きなどを認識する感覚である。

■ 重要ポイント

深部感覚を確認しておく。

骨格筋や関節内にある受容器が自分の手足の位置や関節の角度などを感じて、姿勢や動きなどを認識する感覚

関連問題：R2.10.問28　R3.10.問27　R4.4.問27　R4.10.問26

過去の公表問題の重要ポイント

（1）温度感覚の特徴……H23.10.問27
　一般に冷覚の方が温覚よりも鋭敏である

（2）内耳のそれぞれの器官の役割……R2.10.問28
　① 平衡覚
　　　前庭………体の傾き方向、大きさを感じる
　　　半規管……体の回転方向、速度を感じる
　② 聴覚……蝸牛が聴覚を司る

（3）音の伝達の流れ……H25.4.問29
　外耳道　→　鼓膜　→　耳小骨　→　蝸牛　→　蝸牛神経

（4）水晶体の役割……R1.10.問27
　① 厚さを変えることで、異なる距離にある物体の像を網膜上に結像させる
　② 近くを見る時は厚くなり、遠くを見る時は薄くなる

（5）網膜の視細胞の機能……R2.4.問22
　① 錐状体……色を感じる
　② 杆状体……明暗を感じる

問28　抗体に関する次の文中の　　　　　内に入れるAからCの語句の組合せと

して、適切なものは（1）～（5）のうちどれか。

　　　　「抗体とは、体内に入ってきた　A　に対して　B　免疫において

作られる　C　と呼ばれる蛋_{たん}白質のことで、　A　に特異的に結合し、

　A　の働きを抑える働きがある。」

	A	B	C
（1）	化学物質	体液性	アルブミン
（2）	化学物質	細胞性	免疫グロブリン
（3）	抗原	体液性	アルブミン
（4）	抗原	体液性	免疫グロブリン
（5）	抗原	細胞性	アルブミン

問28 （4）

この問題は、「内分泌系」の知識を問う問題である。免疫を学んでおく。

 重要ポイント

 ２つの免疫を確認しておく。

（１）体液性免疫……リンパ球が産生する抗体によって病原体を攻
撃する
（２）細胞性免疫……リンパ球などが直接病原体などを取り込んで
排除する

重要ポイント

抗原と抗体を確認しておく。

（１）抗原……免疫に関係する細胞（リンパ球）によって異物とし
て認識される物質
（２）抗体……体内に入ってきた抗原に対して体液性免疫において
作られる免疫グロブリンと呼ばれるタンパク質

関連問題：R3. 10. 問28

問29　代謝に関する次の記述のうち、正しいものはどれか。

（1）代謝において、細胞に取り入れられた体脂肪、グリコーゲンなどが分解されてエネルギーを発生し、ＡＴＰが合成されることを同化という。

（2）代謝において、体内に摂取された栄養素が、種々の化学反応によって、ＡＴＰに蓄えられたエネルギーを用いて、細胞を構成する蛋白質などの生体に必要な物質に合成されることを異化という。

（3）基礎代謝は、心臓の拍動、呼吸運動、体温保持などに必要な代謝で、基礎代謝量は、覚醒、横臥、安静時の測定値で表される。

（4）エネルギー代謝率は、一定時間中に体内で消費された酸素と排出された二酸化炭素の容積比で表される。

（5）エネルギー代謝率は、生理的負担だけでなく、精神的及び感覚的な側面をも考慮した作業強度を表す指標としても用いられる。

問29　（3）

　この問題は、「代謝系」の知識を問う問題である。基礎代謝量の定義を確認しておく。

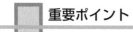
重要ポイント

基礎代謝量の定義を確認しておく。

安静で覚醒、横臥の状態で必要な最小限（心臓の拍動、呼吸運動、体温保持など）のエネルギー代謝量

関連問題：R3. 10. 問26　R4. 4. 問29

過去の公表問題の重要ポイント

（1）基礎代謝量の特徴……H21. 4. 問29
　基礎代謝量は、同性同年齢であれば体表面積にほぼ正比例する

（2）エネルギー代謝率の定義……R2. 4. 問23
　エネルギー代謝率は、筋的作業強度が基礎代謝量の何倍に当たるかを示している数値

（3）エネルギー代謝率の特徴……R3. 10. 問26
　①　体格、性別などの個人差による影響は少なく、同じ作業であれば、ほぼ同じ値となる
　②　動的筋作業の強度をうまく表す一指標であるが、精神的作業、静的筋作業には適用できない

問30　筋肉に関する次の記述のうち、正しいものはどれか。

（1）横紋筋は、骨に付着して身体の運動の原動力となる筋肉で意志によって動かすことができるが、平滑筋は、心筋などの内臓に存在する筋肉で意志によって動かすことができない。

（2）筋肉は神経からの刺激によって収縮するが、神経より疲労しにくい。

（3）荷物を持ち上げたり、屈伸運動を行うときは、筋肉が長さを変えずに外力に抵抗して筋力を発生させる等尺性収縮が生じている。

（4）強い力を必要とする運動を続けていると、筋肉を構成する個々の筋線維の太さは変わらないが、その数が増えることによって筋肉が太くなり筋力が増強する。

（5）筋肉自体が収縮して出す最大筋力は、筋肉の断面積 $1\,cm^2$ 当たりの平均値をとると、性差や年齢差がほとんどない。

問30　（5）

　この問題は、「運動器系」の知識を問う問題である。最大筋力は、筋肉の断面積 1 cm² あたりの平均値をとると、性差や年齢差がほとんどない。したがって、筋肉の太い人ほど一般に筋力が強い。

重要ポイント

筋肉が仕事をするときの事実を確認しておく。

①　引き上げることのできる物の重さは、筋肉の太さ（筋線維の数と太さ）に比例
②　物を引き上げる高さは、筋肉の長さ（筋線維の長さ）に比例
③　収縮しようとする瞬間に一番大きな力を出す
④　負荷する重さが適当なときに一番仕事量が大きい
⑤　縮む速さが適当なときに仕事の効率が一番大きい
⑥　最大筋力は、筋肉の断面積 1 cm² あたりの平均値をとると、性差、年齢差がほとんどない

関連問題：R2. 10. 問27

過去の公表問題の重要ポイント

（1）グリコーゲンの分解……H26. 10. 問29
　酸素が十分であれば、水と二酸化炭素になる。酸素が十分でないと、分解されずに乳酸になる
（2）筋肉の 2 通りの収縮の仕方……H28. 10. 問29
　①　等尺性収縮……筋肉の長さは変わらず筋力の発生がある
　②　等張性収縮……筋肉の長さを変えながら一定の張力で筋力を発生させる
　③　等張性収縮の分類……筋肉が短縮しながら力を出す短縮性収縮と、引き伸ばされながら力を出す伸縮性収縮がある
（3）反射という現象……H25. 10. 問28
　無意識に、特定の感覚入力（刺激、例えば膝蓋腱をたたくなど）に対して特定の動作が起こることを反射という

関連するポイント

（1）筋肉の種類
　①　横紋筋（骨に付着）－骨格筋－随意筋（意志によって動かせる）
　②　横紋筋（骨に付着）－心筋－不随意筋（意志によって動かせない）
　③　平滑筋－内臓筋－不随意筋（意志によって動かせない）
（2）筋肉は神経に比べて疲労しやすい

令和 2 年10月公表分

試験問題と解答・解説

職場における労働衛生基準の改正

　2021（令和3）年12月に「事務所衛生基準規則及び労働安全衛生規則の一部を改正する省令」が公布され、職場における一般的な労働衛生基準が見直されました。改正されたのは、事務所における照明の基準、事務所その他の作業場における清潔、休養などに関する労働衛生基準で、そのポイントは次の通りです。

（1）　作業面の照度（事務所則第10条）
　①　事務作業における作業面の照度の作業区分を2区分とし、基準を引き上げる。
　　・一般的な事務作業：300ルクス以上
　　・付随的な事務作業：150ルクス以上
　②　個々の事務作業に応じた適切な照度については、作業ごとにJIS Z 9110などの基準を参照する。
【施行日は、2022（令和4）年12月1日】
（2）　便所の設備（事務所則第17条、安衛則第628条）
　①　男性用と女性用の便所を設けたうえで、独立個室型の便所（男性用と女性用を区別しない四方を壁等で囲まれた一個の便房により構成される便所）を設けたときは、男性用および女性用の便所の設置基準に一定数反映させる。
　②　少人数（同時に就業する労働者が常時10人以内）の作業場において、建物の構造の理由からやむを得ない場合などは独立個室型の便所で足りるものとする。ただし、既存の男女別便所の廃止などは不可。
　③　従来の基準を満たす便所を設けている場合は変更は不要。
【施行日は、2021（令和3）年12月1日】
（3）　休養室、休養所（事務所則第21条、安衛則第618条）
　①　随時利用が可能となるように機能を確保する。
　②　入り口、通路からの目隠し、出入り制限等、設置場所等に応じて、プライバシーと安全性の両面に配慮する。
【施行日は、2021（令和3）年12月1日】
（4）　救急用具の内容（安衛則第634条）
　　作業場に備えるべき負傷者の手当てに必要な救急用具・材料について、具体的な品目の規定がなくなった。
【施行日は、2021（令和3）年12月1日】

　なお、照度および休養室に関する問題は、「令和4年4月公表分の問5」と「令和3年10月公表分の問7」で出題されています。改正後の法令の内容に基づいた問題が出題される時期は明確ではありませんが、上記の改正内容は押さえておくと良いでしょう。

■ 関係法令 ■

問1　事業場の衛生管理体制に関する次の記述のうち、法令上、正しいものは
どれか。
　　　ただし、衛生管理者及び産業医の選任の特例はないものとする。
（1）衛生管理者を選任したときは、遅滞なく、所定の様式による報告書を、
所轄労働基準監督署長に提出しなければならない。
（2）常時2,000人を超え3,000人以下の労働者を使用する事業場では、4人の
衛生管理者を選任しなければならない。
（3）常時50人以上の労働者を使用する警備業の事業場では、第二種衛生管理
者免許を有する者のうちから衛生管理者を選任することができない。
（4）常時800人以上の労働者を使用する事業場では、その事業場に専属の産
業医を選任しなければならない。
（5）常時300人を超え500人未満の労働者を使用し、そのうち、深夜業を含む
業務に常時100人の労働者を従事させる事業場では、衛生工学衛生管理者
の免許を受けた者のうちから衛生管理者を選任しなければならない。

問1 （1）

この問題は、「安全衛生管理体制」の知識を問う問題である。衛生管理者は、常時50人以上の労働者を使用する全事業場で選任する必要があり、労働者数によって選任する人数が異なることを押さえておく。また、第二種衛生管理者免許が有効な代表的な業種と、常時1000人を超える事業場の場合と常時500人を超える労働者を使用する事業場で、一定の有害業務に常時30人以上が従事する場合は衛生管理者のうち1人を<u>専任の衛生管理者</u>としなければならないことを押さえておく。

なお、衛生管理者は選任した事由が発生した日から14日以内に選任し、選任したときは、遅滞なく、所定の様式による報告書を所轄労働基準監督署長に提出する。

重要ポイント
第2種衛生管理者免許が有効な代表的な業種を確認しておく。

金融業、各種商品小売業（商店、スーパーマーケット、書店など）、旅館業、ゴルフ場業、警備業など

重要ポイント
衛生管理者の選任数を確認しておく。

①	50人以上200人以下	→	1人
②	200人を超え500人以下	→	2人
③	500人を超え1000人以下	→	3人
④	1000人を超え2000人以下	→	4人
⑤	2000人を超え3000人以下	→	5人
⑥	3000人を超える場合	→	6人

法令：安衛法第12条、安衛令第4条、安衛則第7条
関連問題：R3.4.問1　R3.10.問1

問2　事業者が衛生管理者に管理させるべき業務として、法令上、誤っている
　　　ものは次のうちどれか。
　　　　ただし、次のそれぞれの業務のうち衛生に係る技術的事項に限るものと
　　　する。
（1）安全衛生に関する方針の表明に関すること。
（2）労働者の健康管理等について、事業者に対して行う必要な勧告に関する
　　　こと。
（3）安全衛生に関する計画の作成、実施、評価及び改善に関すること。
（4）労働災害の原因の調査及び再発防止対策に関すること。
（5）健康診断の実施その他健康の保持増進のための措置に関すること。

問2　（2）

　この問題は、「安全衛生管理体制」の知識を問う問題である。衛生管理者は、総括安全衛生管理者が統括管理する業務のうち、衛生に係る技術的事項を管理する。事業者に対して、労働者の健康管理等について必要な勧告を行うことができるのは産業医である。

> **重要ポイント**
>
> **事業者が衛生管理者に管理させる業務を確認しておく。**
>
> ①　安全衛生に関する方針の表明に関すること
> ②　安全衛生に関する計画の作成、実施、評価及び改善に関すること
> ③　労働者の危険又は健康障害を防止するための措置に関すること
> ④　労働者の安全又は衛生のための教育の実施に関すること
> ⑤　健康診断の実施その他健康の保持増進のための措置に関すること
> ⑥　労働災害の原因の調査及び再発防止対策に関すること

法令：安衛法第10条、同第12条、安衛則第3条の2
関連問題：R3.4.問2

問3　労働安全衛生規則に基づく医師による健康診断について、法令に違反し
　　ているものは次のうちどれか。

（1）雇入時の健康診断において、医師による健康診断を受けた後3か月を経
　　過しない者が、その健康診断結果を証明する書面を提出したときは、その
　　健康診断の項目に相当する項目を省略している。

（2）雇入時の健康診断の項目のうち、聴力の検査は、35歳及び40歳の者並び
　　に45歳以上の者に対しては、1,000Hz及び4,000Hzの音について行ってい
　　るが、その他の者に対しては、医師が適当と認めるその他の方法により
　　行っている。

（3）深夜業を含む業務に常時従事する労働者に対し、6か月以内ごとに1
　　回、定期に、健康診断を行っているが、胸部エックス線検査については、
　　1年以内ごとに1回、定期に、行っている。

（4）事業場において実施した定期健康診断の結果、健康診断項目に異常所見
　　があると診断された労働者については、健康を保持するために必要な措置
　　について、健康診断が行われた日から3か月以内に、医師から意見聴取を
　　行っている。

（5）常時50人の労働者を使用する事業場において、定期健康診断の結果につ
　　いては、遅滞なく、所轄労働基準監督署長に報告を行っているが、雇入時
　　の健康診断の結果については報告を行っていない。

問3 （2）

　この問題は、「健康診断等」の知識を問う問題である。代表的な省略できる検査項目、ならびに省略できない検査項目を押さえておく。<u>雇入時の健康診断における聴力の検査は、医師が適当と認めるその他の方法によって行うことはできない。</u>また、健康診断結果報告が必要な一般健康診断は、定期健康診断（常時50人以上の労働者を使用する場合）であることも確認しておく。なお、雇入時の健康診断の結果については、所轄労働基準監督署長へ報告する規定はない。

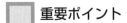

重要ポイント

代表的な省略のできる項目、省略のできない項目を確認しておく。

1．省略できる項目
　①　雇入時健康診断……健診後３か月を経過しない者が書面による結果の提出をしたときは、相当する項目を省略できる
　②　海外派遣労働者健康診断……他の健康診断を実施した日から６か月間に限り、相当する項目を省略できる

2．省略できない項目
　①　雇入時健康診断……医師の判断で省略できる項目なし
　②　定期健康診断……自覚症状及び他覚症状の有無の検査、血圧の測定、尿検査など

法令：安衛法第66条、安衛則第43条、同第44条、同第45条、同第45条の２
関連問題：R3.4.問4　R3.10.問4　R4.4.問4　R4.10.問4

過去の公表問題の重要ポイント

（1）雇入時の健康診断項目には、1000ヘルツ及び4000ヘルツの音に係る聴力の検査が含まれる（安衛則第43条）……R3.10.問4

（2）深夜業を含む業務に常時従事する労働者に対し、６か月以内ごとに１回、定期に、健康診断を行わなければならない。胸部エックス線検査については、１年以内ごとに１回、定期に行う（安衛則第45条）……H30.4.問7

問4　衛生委員会に関する次の記述のうち、法令上、正しいものはどれか。

（1）衛生委員会の議長は、衛生管理者である委員のうちから、事業者が指名しなければならない。

（2）衛生委員会の議長を除く全委員は、事業場に労働者の過半数で組織する労働組合がないときは、労働者の過半数を代表する者の推薦に基づき指名しなければならない。

（3）衛生管理者として選任しているが事業場に専属ではない労働衛生コンサルタントを、衛生委員会の委員として指名することはできない。

（4）当該事業場の労働者で、衛生に関し経験を有するものを衛生委員会の委員として指名することができる。

（5）作業環境測定を作業環境測定機関に委託している場合、衛生委員会の委員として、当該機関に所属する作業環境測定士を指名しなければならない。

問4　（4）

　この問題は、「安全衛生管理体制」の知識を問う問題である。衛生委員会の議長は、総括安全衛生管理者または総括安全衛生管理者以外の者で事業の実施を統括管理するもののうちから事業者が指名した者がなる。衛生管理者として選任している、事業場に専属ではない労働衛生コンサルタントを委員として指名することはできないという規定はない。衛生委員会の議長以外の委員の半数の指名について押さえておく。

重要ポイント

衛生委員会の議長以外の委員の半数の指名を確認しておく。

衛生委員会の議長以外の委員の半数については、事業場に労働者の過半数で組織する労働組合がないときは、労働者の過半数を代表する者の推薦に基づき指名しなければならない

重要ポイント

衛生委員会の委員を確認しておく。

1. 総括安全衛生管理者またこれ以外の者で事業の実施を統括管理するもののうちから事業者が指名した者
2. 衛生管理者のうち事業者が指名した者
3. 産業医のうち事業者が指名した者
4. 当該事業場の労働者で、衛生に関し経験を有するもののうちから事業者が指名した者

法令：安衛法第18条
関連問題：R4.4.問2

関連するポイント

衛生委員会の付議事項には、労働者の精神的健康の保持増進を図るための対策の樹立に関することが含まれる（安衛則第22条）

問5　労働安全衛生法に基づく心理的な負担の程度を把握するための検査（以下「ストレスチェック」という。）の結果に基づき実施する面接指導に関する次の記述のうち、正しいものはどれか。

（1）面接指導を行う医師として、当該事業場の産業医を指名しなければならない。

（2）面接指導の結果は、健康診断個人票に記載しなければならない。

（3）労働者に対するストレスチェックの事項は、「職場における当該労働者の心理的な負担の原因」、「当該労働者の心理的な負担による心身の自覚症状」及び「職場における他の労働者による当該労働者への支援」に関する項目である。

（4）面接指導の対象となる要件に該当する労働者から申出があったときは、申出の日から3か月以内に、面接指導を行わなければならない。

（5）ストレスチェックと面接指導の実施状況について、面接指導を受けた労働者数が50人以上の場合に限り、労働基準監督署長へ報告しなければならない。

問5 （3）

　この問題は、「健康診断等」の知識を問う問題である。事業者は、労働者に対して、医師等による心理的な負担の程度を把握するための検査（「ストレスチェック」）を行わなければならない。医師等とは、医師のほかに保健師、歯科医師、看護師、精神保健福祉士、公認心理師をいう。ストレスチェックの事項を押さえておく。

重要ポイント

ストレスチェックの事項を確認しておく。

① 　当該労働者の心理的な負担の原因
② 　当該労働者の心理的な負担による心身の自覚症状
③ 　他の労働者による当該労働者への支援

法令：安衛法第66条の10、安衛則第52条の９、同第52条の10
関連問題：R3.4.問5　R3.10.問5　R4.4.問7　R4.10.問6

関連するポイント

（1）事業者は、常時使用する労働者に対し、１年以内ごとに１回、定期に、ストレスチェックを行わなければならない（安衛則第52条の９）

（2）産業医を選任しなければならない事業場以外の事業場についてのストレスチェックの適用については、当分の間、「行わなければならない」とあるのは「行うよう努めなければならない」とする（安衛法附則第４条）
　※産業医を選任しなければならない事業場：常時50人以上の労働者を使用する事業場（安衛令第５条）

（3）事業者は、ストレスチェックを受けた労働者に対し、医師等からストレスチェックの結果が通知されるようにしなければならない（安衛法第66条の10）

（4）事業者は、ストレスチェックの結果、心理的な負担の程度が高い労働者からの申し出に応じて、医師による面接指導を遅滞なく行わなければならない（安衛法第66条の10）

（5）事業者は、労働者から同意を得て、医師からストレスチェックの結果を受けた場合は、その結果の記録を作成して、５年間保存しなければならない（安衛則第52条の13）

問6　雇入れ時の安全衛生教育における次のAからDの教育事項について、法令上、医療業の事業場において省略できるものの組合せは（1）～（5）のうちどれか。

　　A　従事させる業務に関して発生するおそれのある疾病の原因及び予防に関すること。

　　B　作業開始時の点検に関すること。

　　C　整理、整頓及び清潔の保持に関すること。

　　D　作業手順に関すること。

（1）A，B

（2）A，C

（3）B，C

（4）B，D

（5）C，D

問6　（4）

　この問題は、「安全衛生教育」の知識を問う問題である。雇入れ時の安全衛生教育科目としては、8項目定められている。これらの全部または一部を省略することができる場合が2通りある。通信業や百貨店など各種商品小売業、旅館業、ゴルフ場業の事業場は省略できない業種である。また、作業内容を変更した時は、雇入れ時の安全衛生教育に準じ、その従事する業務に関する安全または衛生のための教育を行わなければならない。

 重要ポイント

省略することができる2通りの場合を確認しておく。

1．労働災害の発生する危険性の少ない事務労働主体の業種（医療業、金融業、警備業、飲食業など）では、①機械等の取扱い方法、②安全装置等の取扱い方法、③作業手順、④作業開始時の点検の4項目が省略できる

2．十分な知識及び技能を有していると認められる者は、8項目の全部または一部の項目が省略できる

法令：安衛法第59条、安衛令第2条、安衛則第35条
関連問題：R3.4.問6　　R3.10.問6　　R4.4.問6

関連するポイント

（1）従事させる業務に関して発生するおそれのある疾病の原因及び予防に関することは、事業場の業種にかかわらず教育が必要な事項（安衛則第35条）

（2）事故時等における応急措置及び退避に関することは、事業場の業種にかかわらず教育が必要な事項（安衛則第35条）

（3）事業者は、労働者を雇い入れ、または労働者の作業内容を変更したときは、遅滞なく、必要な項目について、教育を行う（安衛則第35条）

問7　事業場の建築物、施設等に関する措置について、労働安全衛生規則の衛生基準に違反しているものは次のうちどれか。

（1）常時50人の労働者を就業させている屋内作業場の気積が、設備の占める容積及び床面から4mを超える高さにある空間を除き400m³となっている。

（2）ねずみ、昆虫等の発生場所、生息場所及び侵入経路並びにねずみ、昆虫等による被害の状況について、6か月以内ごとに1回、定期に、統一的に調査を実施し、その調査結果に基づき、必要な措置を講じている。

（3）常時男性5人と女性25人の労働者が就業している事業場で、女性用の臥床できる休養室を設けているが、男性用には、休養室の代わりに休憩設備を利用させている。

（4）事業場に附属する食堂の床面積を、食事の際の1人について、1.1m²となるようにしている。

（5）労働者を常時就業させる場所の作業面の照度を、精密な作業については750ルクス、粗な作業については200ルクスとしている。

問7　（1）

　この問題は、「労働安全衛生規則」の知識を問う問題である。数字で基準が定められている代表的なものについて押さえておく。

重要ポイント

主な基準を確認しておく。

①　照明設備の点検、ねずみ・昆虫の調査は6か月以内ごとに1回、定期に行い、必要な措置をとる

②　有害な業務を行っていない屋内作業場において、窓その他の直接外気に向かって開放することのできる部分の面積が、常時床面積の20分の1以上であるものには換気設備を設けなくてもよい

③　常時50人（男性＋女性）以上または常時30人以上の女性労働者を使用する時は、臥床（がしょう）することのできる休養室などを男性用と女性用に区別して設ける

法令：安衛則第601条、同第605条、同第618条、同第619条
関連問題：R3.4.問7　R3.10.問7　R4.4.問5　R4.10.問8

関連するポイント

（1）労働者を常時就業させている屋内作業場の気積は、設備の占める容積及び床面から4メートルを超える高さにある空間を除き、労働者1人につき10立方メートル（m³）以上（安衛則第600条）

（2）労働者を常時就業させる場所の作業面の照度は次の通りとする（安衛則第604条）
　精密な作業：300ルクス以上／普通の作業：150ルクス以上／粗な作業：70ルクス以上
　※2022（令和4）年12月から照度の作業区分が次の2区分になった（事務所のみ）
　一般的な事務作業：300ルクス以上／付随的な事務作業：150ルクス以上

（3）食堂の床面積は、食事の際の1人につき、1平方メートル（m²）以上（安衛則第630条）

（4）男性用小便所の箇所数は、同時に就業する男性労働者30人以内ごとに1個以上設けなければならない。ただし、2021（令和3）年12月1日に法令改正があり、同時に就業する労働者数が常時10人以内の場合は、男性用と女性用に区別しない独立個室型の便所で足りることになった。ただし、既存の男女別便所を廃止することはできない（安衛則第628条、事務所則第17条）

問8 事務室の設備の定期的な点検等に関する次の記述のうち、法令上、正しいものはどれか。

（1）中央管理方式の空気調和設備を設けている建築物の事務室については、6か月以内ごとに1回、定期に、空気中の一酸化炭素及び二酸化炭素の含有率を測定しなければならない。

（2）機械による換気のための設備については、2か月以内ごとに1回、定期に、異常の有無を点検しなければならない。

（3）燃焼器具を使用するときは、発熱量が著しく少ないものを除き、1か月以内ごとに1回、定期に、異常の有無を点検しなければならない。

（4）空気調和設備内に設けられた排水受けについては、原則として、2か月以内ごとに1回、定期に、その汚れ及び閉塞の状況を点検しなければならない。

（5）空気調和設備の加湿装置については、原則として、2か月以内ごとに1回、定期に、その汚れの状況を点検しなければならない。

問8　（2）

　この問題は、「事務所衛生基準規則」の知識を問う問題である。空気調和設備内に設けられた排水受けについては、1か月以内ごとに1回、定期にその汚れおよび閉塞の状況を点検し、必要に応じ、その清掃等を行わなければならない。

■ 重要ポイント

中央管理方式の空気調和設備を設けた建築物内の事務室の点検基準を確認しておく。

中央管理方式の空気調和設備を設けた建築物内の事務室については、空気中の一酸化炭素及び二酸化炭素の含有率を、<u>2か月以内ごとに1回</u>、定期に測定しなければならない

法令：事務所則第7条、同第9条
関連問題：R3.4.問8　R4.4.問8　R4.10.問7

過去の公表問題の重要ポイント

（1）事務室の建築、大規模の修繕または大規模の模様替えを行ったときは、その事務室の<u>使用開始後所定の時期に1回</u>、その事務室における空気中のホルムアルデヒドの濃度を測定（事務所則第7条の2）……R4.10.問7

（2）燃焼器具を使用するときは、発熱量が著しく少ないものを除き、<u>毎日</u>、異常の有無を点検（事務所則第6条）……R4.10.問7

（3）機械による換気のための設備は、2か月以内ごとに1回、定期に異常の有無を点検（事務所則第9条）……R4.10.問7

問9　労働基準法における労働時間等に関する次の記述のうち、正しいものは
どれか。

　　　ただし、労使協定とは、「労働者の過半数で組織する労働組合（その労
働組合がない場合は労働者の過半数を代表する者）と使用者との書面によ
る協定」をいうものとする。

（1）1日8時間を超えて労働させることができるのは、時間外労働の労使協
定を締結し、これを所轄労働基準監督署長に届け出た場合に限られている。

（2）労働時間に関する規定の適用については、事業場を異にする場合は労働
時間を通算しない。

（3）所定労働時間が7時間30分である事業場において、延長する労働時間が
1時間であるときは、少なくとも45分の休憩時間を労働時間の途中に与え
なければならない。

（4）監視又は断続的労働に従事する労働者であって、所轄労働基準監督署長
の許可を受けたものについては、労働時間、休憩及び休日に関する規定は
適用されない。

（5）フレックスタイム制の清算期間は、6か月以内の期間に限られる。

問9　（4）

　この問題は、「労働基準法の労働時間及び休憩」の知識を問う問題である。休憩時間は労働時間の途中に与えなければならない。また、労働時間によって休憩時間も異なることを把握しておく。

　労働時間が6時間を超える事業場においては休憩時間は少なくとも45分、労働時間が8時間を超える事業場では少なくとも1時間与えなければならない。

　なお、監督、管理の地位にある者または機密の事務を取り扱う者、監視または断続的労働に従事する労働者で行政官庁（所轄労働基準監督署長）の許可を受けた者は労働時間、休憩及び休日に関する規定は適用除外されている。

　フレックスタイム制の清算期間は、2019年4月から上限3か月に延長された。

重要ポイント

労働時間等の適用除外を確認しておく。

監督、管理の地位にある者または機密の事務を取り扱う者、監視または断続的労働に従事する労働者で行政官庁（所轄労働基準監督署長）の許可を受けた者は労働時間、休憩及び休日に関する規定は適用除外される

法令：労基法第34条第1項、同第41条第2号、同第3号
関連問題：R3.4.問9　R3.10.問9

問10　労働基準法に定める育児時間に関する次の記述のうち、誤っているもの
　　　はどれか。

（1）生後満1年を超え、満2年に達しない生児を育てる女性労働者は、育児
　　　時間を請求することができる。

（2）育児時間は、必ずしも有給としなくてもよい。

（3）育児時間は、1日2回、1回当たり少なくとも30分の時間を請求するこ
　　　とができる。

（4）育児時間を請求しない女性労働者に対しては、育児時間を与えなくても
　　　よい。

（5）育児時間中は、育児時間を請求した女性労働者を使用してはならない。

問10 （1）

　この問題は、「労働基準法の育児時間」の知識を問う問題である。<u>生後満1年に達しない生児</u>を育てる女性労働者は、休憩時間のほかに、1日2回、1回当たり少なくとも30分、生児を育てるための時間（育児時間）を請求できる。

　育児時間は、必ずしも有給としなくてもよい。また、育児時間を請求しない女性労働者に対しては、育児時間を与えなくてもよい。

> **重要ポイント**
>
> **育児時間の回数と時間を確認しておく。**
>
> ① 休憩時間のほかに、1日2回、1回あたり少なくとも30分
> ② 育児時間を請求できる女性労働者が請求した時間に付与

法令：労基法第67条
関連問題：R3.4.問10

■ 労働衛生 ■

問11 事務室における必要換気量Q（m³/h）を算出する式として、正しいものは（1）～（5）のうちどれか。

ただし、AからDは次のとおりとする。

A　室内二酸化炭素濃度の測定値（％）

B　室内二酸化炭素基準濃度（％）

C　外気の二酸化炭素濃度（％）

D　在室者全員が1時間に呼出する二酸化炭素量（m³/h）

（1）$Q = \dfrac{D}{A-B} \times 100$

（2）$Q = \dfrac{D}{A-C} \times 100$

（3）$Q = \dfrac{D}{B-C} \times 100$

（4）$Q = \dfrac{D}{A-B} \times 1,000,000$

（5）$Q = \dfrac{D}{B-C} \times 1,000,000$

問11 （3）

この問題は、「事務室等の作業環境管理」の知識を問う問題である。人間の呼気中には、二酸化炭素（CO₂）が含まれている。換気不良になると二酸化炭素濃度は上昇する。通常、部屋の全体的な換気状態の指標には、この二酸化炭素濃度が用いられており、全体換気量の算出も二酸化炭素濃度をベースに行っている。

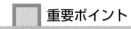
重要ポイント

必要換気量の計算式を確認しておく。

① 算出に用いる数値は、すべて二酸化炭素ガスの数値である

② $$必要換気量 = \frac{室内にいる人が1時間に呼出するCO_2量}{（室内CO_2基準濃度）-（外気のCO_2濃度）}$$

重要ポイント

分母の単位によって計算方法が異なることを確認しておく。

① 分母の数値をppmで計算する時は上式の計算結果を1,000,000倍する

② 分母の数値を％で計算する時は上式の計算結果を100倍する

関連問題：R3.4.問11　R3.10.問11　R4.4.問11　R4.10.問11

関連するポイント

計算に用いる定数
① 室内の二酸化炭素基準濃度……1,000ppm（0.1％）
② 外気の二酸化炭素濃度…………300～400ppm（0.03～0.04％）
③ 呼気中の二酸化炭素濃度………4％

問12　暑熱環境の程度を示すWBGTに関する次の記述のうち、誤っているものはどれか。

（1）WBGTは、気温、湿度及び気流の三つの要素から暑熱環境の程度を示す指標として用いられ、その単位は気温と同じ℃で表される。

（2）WBGTには、基準値が定められており、WBGT値がWBGT基準値を超えている場合は、熱中症にかかるリスクが高まっていると判断される。

（3）屋内の場合及び屋外で太陽照射のない場合は、WBGT値は自然湿球温度及び黒球温度の値から算出される。

（4）WBGT基準値は、身体に対する負荷が大きな作業の方が、負荷が小さな作業より小さな値となる。

（5）WBGT基準値は、熱に順化している人に用いる値の方が、熱に順化していない人に用いる値より大きな値となる。

問12 （1）

　この問題は、「温熱環境」の知識を問う問題である。暑熱環境を評価する場合には、気温に加え、湿度、気流、輻射熱を考慮して総合的に評価する必要があり、ＷＢＧＴはこれらの基本的温熱諸要素を総合したものとなっている。この問題は、正解の選択肢以外の内容にもよく目を通しておきたい。

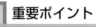

重要ポイント

ＷＢＧＴ値に係る温熱要素を確認しておく。

気温、湿度、気流、輻射熱の４要素

関連問題：R3.4.問12　R3.10.問12　R4.4.問12　R4.10.問13
参考資料：「熱中症の予防対策におけるＷＢＧＴの活用について」（平成17年
　　　　　7月公表）

過去の公表問題の重要ポイント

（1）ＷＢＧＴの計算式……R2.4.問13
　①　屋外で太陽照射がある場合
　　　ＷＢＧＴ＝0.7×<u>自然湿球温度</u>＋0.2×<u>黒球温度</u>＋0.1×<u>乾球温度</u>
　②　屋内の場合、屋外で太陽照射がない場合
　　　ＷＢＧＴ＝0.7×<u>自然湿球温度</u>＋0.3×<u>黒球温度</u>

（2）熱中症のリスクが高まるのはどのような時か……H29.10.問12
　　ＷＢＧＴ値が基準値を超えた場合に、熱中症のリスクが高まる

問13 照明などの視環境に関する次の記述のうち、誤っているものはどれか。

（1）前方から明かりを取るときは、眼と光源を結ぶ線と視線とで作る角度が、40°程度になるようにしている。

（2）あらゆる方向から同程度の明るさの光がくると、見るものに影ができなくなり、立体感がなくなってしまうことがある。

（3）全般照明と局部照明を併用する場合、全般照明による照度は、局部照明による照度の5分の1程度になるようにしている。

（4）照度の単位はルクスで、1ルクスは光度1カンデラの光源から10m離れた所で、その光に直角な面が受ける明るさに相当する。

（5）室内の彩色で、明度を高くすると光の反射率が高くなり照度を上げる効果があるが、彩度を高くしすぎると交感神経の緊張を招きやすく、長時間にわたる場合は疲労を招きやすい。

問13 （4）

この問題は、「視環境」の知識を問う問題である。1ルクスとは、1カンデラの光源から、<u>1m</u>離れたところでその光に直角な面が受ける明るさのことである。

重要ポイント

1ルクスの定義を確認しておく。

1カンデラの光源から、<u>1m</u>離れたところでその光に直角な面が受ける明るさのことである

関連問題：R3.4.問13　R3.10.問13　R4.4.問13　R4.10.問12

過去の公表問題の重要ポイント

（1）前方から明かりを取るときの配慮……H23.4.問13　H23.10.問13
　目と光源を結ぶ線と視線とが作る角度は<u>30°以上</u>

（2）照度の単位……H24.10.問13
　照度の単位は、<u>ルクス（1x）</u>である

（3）全般照明と局部照明を併用する際のバランス……H28.10.問13
　全般照明と局部照明を併用する際の全般照明の照度は、局部照明による照度の少なくともおよそ<u>10分の1以上</u>が望ましい

（4）照明設備の点検頻度……R2.4.問12
　照明設備は、<u>6か月以内ごとに1回</u>点検を行う

問14　厚生労働省の「労働者の心の健康の保持増進のための指針」に基づくメンタルヘルスケアの実施に関する次の記述のうち、適切でないものはどれか。

（1）心の健康については、客観的な測定方法が十分確立しておらず、また、心の健康問題の発生過程には個人差が大きく、そのプロセスの把握が難しいという特性がある。

（2）心の健康づくり計画の実施に当たっては、メンタルヘルス不調を早期に発見する「一次予防」、適切な措置を行う「二次予防」及びメンタルヘルス不調となった労働者の職場復帰支援を行う「三次予防」が円滑に行われるようにする必要がある。

（3）労働者の心の健康は、職場配置、人事異動、職場の組織などの要因によって影響を受けるため、メンタルヘルスケアは、人事労務管理と連携しなければ、適切に進まない場合が多いことに留意する。

（4）「セルフケア」、「ラインによるケア」、「事業場内産業保健スタッフ等によるケア」及び「事業場外資源によるケア」の四つのケアを継続的かつ計画的に行う。

（5）メンタルヘルスケアを推進するに当たって、労働者の個人情報を主治医等の医療職や家族から取得する際には、あらかじめこれらの情報を取得する目的を労働者に明らかにして承諾を得るとともに、これらの情報は労働者本人から提出を受けることが望ましい。

問14 （2）

　この問題は、「健康の保持増進対策」の知識を問う問題である。厚生労働省の「労働者の心の健康の保持増進のための指針」では、一次予防、二次予防、三次予防が円滑に行われることを求めている。

■ 重要ポイント

指針に示されている一次予防、二次予防、三次予防を確認しておく。

① 一次予防（ストレスチェック制度の活用や職場環境等の改善を通じて、メンタルヘルス不調を未然に防止する）
② 二次予防（メンタルヘルス不調を早期に発見し、適切な措置を行う）
③ 三次予防（メンタルヘルス不調となった労働者の職場復帰の支援等を行う）

関連問題：R3.4.問14
参考資料：「労働者の心の健康保持増進のための指針」（平成18年３月発出）

過去の公表問題の重要ポイント

（1）メンタルヘルス不調を把握する際の留意点……H24.10.問14
　事業者が、労働者個人のメンタルヘルス不調に係わる情報を入手する時には、本人の同意が必要

（2）指針に示されている４つのメンタルヘルスケア……R1.10.問14
① セルフケア（労働者が自ら行うストレスへの気づきと対処）
② ラインによるケア（管理監督者が行う職場環境等の改善と相談への対応）
③ 事業場内産業保健スタッフ等によるケア（産業医、衛生管理者等によるケア）
④ 事業場外資源によるケア（事業場外の専門機関によるケア）

問15　メタボリックシンドローム診断基準に関する次の文中の　　　内に入
　　れるAからCの語句又は数値の組合せとして、正しいものは（1）～（5）
　　のうちどれか。

　「日本人のメタボリックシンドローム診断基準で、腹部肥満（　A　脂肪
の蓄積）とされるのは、腹囲が男性では　B　cm以上、女性では　C　cm
以上の場合である。」

	A	B	C
（1）	内臓	85	90
（2）	内臓	90	85
（3）	皮下	85	90
（4）	皮下	90	85
（5）	体	95	90

問15 （1）

　この問題は、「健康管理」の知識を問う問題である。メタボリックシ
ンドロームの腹部肥満に関する診断基準を確認しておく。

 重要ポイント

腹部肥満に関する診断基準を確認しておく。

① 　腹部肥満は、内臓脂肪の蓄積によるものである
② 　ウエスト周囲径（腹囲）の診断基準：男性≧85cm、女性≧90cm

＊この問題は、本書の平成30年度版の「衛生管理者免許試験・最新情報」で
　紹介した問題である。

問16　厚生労働省の「職場における腰痛予防対策指針」に基づく腰痛予防対策に関する次の記述のうち、正しいものはどれか。

（1）腰部保護ベルトは、全員に使用させるようにする。

（2）重量物取扱い作業の場合、満18歳以上の男子労働者が人力のみで取り扱う物の重量は、体重のおおむね50％以下となるようにする。

（3）重量物取扱い作業に常時従事する労働者に対しては、当該作業に配置する際及びその後１年以内ごとに１回、定期に、医師による腰痛の健康診断を行う。

（4）立ち作業の場合は、身体を安定に保持するため、床面は弾力性のない硬い素材とし、クッション性のない作業靴を使用する。

（5）腰掛け作業の場合の作業姿勢は、椅子に深く腰を掛けて、背もたれで体幹を支え、履物の足裏全体が床に接する姿勢を基本とする。

問16 （5）

この問題は、「作業要因とそれによる職業性疾病」の知識を問う問題である。正解の選択肢以外の内容についても確認しておきたい。

重要ポイント

腰掛け作業の作業姿勢を確認しておく。

椅子に深く腰を掛けて、背もたれで体幹を支え、履物の足裏全体が床に接する姿勢

関連問題：R3.4.問20　R3.10.問15　R4.4.問16　R4.10.問16
参考資料：「職場における腰痛予防対策指針」（平成25年6月発出）

＊この問題は、本書の2019年度版の「衛生管理者免許試験・最新情報」で紹介した問題である。

関連するポイント

（1）人力のみで取り扱う物の重量
　①　満18歳以上の男性労働者……体重のおおむね40%以下
　②　満18歳以上の女性労働者……男性が取り扱うことのできる重量の60%位まで

（2）腰部保護ベルト……一律に使用させるのではなく、労働者ごとに効果を確認してから使用の適否を判断する

（3）床が硬いと、立っているだけで腰部への衝撃が大きい。クッション性のある作業靴やマットを利用する

（4）健康診断…6か月以内ごとに1回、定期に、腰痛の健康診断（画像検査など）を実施する

（5）重量物を持ち上げるときの姿勢……できるだけ身体を対象物に近づけ、重心を低くするような姿勢をとる

問17　虚血性心疾患に関する次の記述のうち、誤っているものはどれか。

（1）虚血性心疾患は、門脈による心筋への血液の供給が不足したり途絶えることにより起こる心筋障害である。

（2）虚血性心疾患発症の危険因子には、高血圧、喫煙、脂質異常症などがある。

（3）虚血性心疾患は、心筋の一部分に可逆的虚血が起こる狭心症と、不可逆的な心筋壊死が起こる心筋梗塞とに大別される。

（4）心筋梗塞では、突然激しい胸痛が起こり、「締め付けられるように痛い」、「胸が苦しい」などの症状が長時間続き、1時間以上になることもある。

（5）狭心症の痛みの場所は、心筋梗塞とほぼ同じであるが、その発作が続く時間は、通常数分程度で、長くても15分以内におさまることが多い。

問17 （1）

　この問題は、「作業要因とそれによる職業性疾病」の知識を問う問題である。心臓の心筋に酸素と栄養を送るための動脈は、門脈ではなく、冠状動脈である。

■ 重要ポイント

特殊な血管を確認しておく。

① 　冠状動脈（冠動脈）：心臓の心筋に酸素や栄養素を送る動脈
② 　門脈：消化管で吸収された栄養素など、ならびに毒素や有害物質などを肝臓に届けるための静脈

関連問題：R3. 10. 問17　R4. 10. 問17

過去の公表問題の重要ポイント

（1）心筋梗塞と狭心症……H30. 4. 問17
　① 　心筋梗塞……心臓の血管の一部が完全に詰まってしまう（不可逆的虚血）
　② 　狭心症………心臓の血管の一部の血流が一時的に悪くなる（可逆的虚血）

（2）運動負荷心電図検査の有用な点……R2. 4. 問17
　安静時心電図では診断が困難な狭心症など、虚血性心疾患の発見に有用である

問18　一次救命処置に関する次の記述のうち、正しいものはどれか。

（1）呼吸を確認して普段どおりの息（正常な呼吸）がない場合や約1分間観察しても判断できない場合は、心肺停止とみなし、心肺蘇生を開始する。

（2）心肺蘇生は、胸骨圧迫のみではなく、必ず胸骨圧迫と人工呼吸を組み合わせて行う。

（3）胸骨圧迫は、胸が約5cm沈む強さで胸骨の下半分を圧迫し、1分間に少なくとも60回のテンポで行う。

（4）気道が確保されていない状態で人工呼吸を行うと、吹き込んだ息が胃に流入し、胃が膨張して内容物が口の方に逆流し気道閉塞を招くことがある。

（5）口対口人工呼吸は、傷病者の鼻をつまみ、1回の吹き込みに3秒以上かけて行う。

問18 （4）

　この問題は、「心肺蘇生法」の知識を問う問題である。人工呼吸を実施する場合には、気道確保が欠かせない。この問題は、正解の選択肢よりも、むしろ他の選択肢の内容を正しく理解しておくことをお勧めしたい。

重要ポイント

気道確保をしないまま息を吹き込んだ時の状況を確認しておく。

吹き込んだ空気が胃に流入し、胃が膨張して胃の内容物が口の方に逆流する

関連問題：R3.4.問18

過去の公表問題の重要ポイント

（1）胸骨圧迫のリズム……H23.4.問20
　1分間に約100回のリズム

（2）呼吸の確認方法……H24.10.問20
　呼吸の有無を確認（10秒以内）、胸と腹部が上下に動いていなければ「呼吸なし」と判断。呼吸の状態がよくわからない場合は呼吸が停止していると判断し、心停止とみなす。この際に、気道確保を行う必要はない

（3）回復体位をとらせる場面……H23.10.問16
　傷病者に反応があり、普段通りの息をしていて経過観察をする場合

（4）ＡＥＤを使う場合の手順……H25.10.問19
　電気ショックを施した場合、また心電図解析の結果、電気ショックは不要となった場合、いずれもすぐに心肺蘇生を続けなければならない

（5）人工呼吸と胸骨圧迫のサイクル……H27.4.問20
　人工呼吸2回、胸骨圧迫30回を繰り返す

（6）人工呼吸の吹き込みの手順……R2.4.問16
　1回の吹き込みに約1秒かけて傷病者の胸の盛り上がりが見える程度まで吹き込む

問19　食中毒に関する次の記述のうち、誤っているものはどれか。

（1）サルモネラ菌による食中毒は、食品に付着した菌が食品中で増殖した際に生じる毒素により発症する。

（2）ボツリヌス菌による毒素は、神経毒である。

（3）黄色ブドウ球菌による毒素は、熱に強い。

（4）腸炎ビブリオ菌は、病原性好塩菌ともいわれる。

（5）ウェルシュ菌、セレウス菌及びカンピロバクターは、いずれも細菌性食中毒の原因菌である。

問19 （1）

　この問題は、「食中毒」の知識を問う問題である。「感染型」、ならびに「毒素型」の代表的な細菌を確認しておく。

重要ポイント

感染型の代表的な細菌を確認しておく。

①　腸炎ビブリオ（病原性好塩菌）……海産の魚介類
②　サルモネラ菌……糞便により汚染された食肉、鶏卵

重要ポイント

毒素型の代表的な毒素を確認しておく。

①　ブドウ球菌が産生するエンテロトキシンは熱に強い
②　ボツリヌス菌が産生するボツリヌストキシンは神経毒で致死率が高い

関連問題：R3.4.問19　R3.10.問18　R4.4.問19　R4.10.問20

過去の公表問題の重要ポイント

（1）大腸菌による食中毒の特徴……H31.4.問19
　①　大腸菌による食中毒……O-157、O-111による食中毒がある
　②　症状……腹痛、出血を伴う水様性の下痢
　③　加熱不足の食肉などから摂取され、潜伏期間は3～5日

（2）化学性食中毒の代表例……H30.10.問19
　①　ヒスタミンは、肉、魚、チーズなどに含まれるヒスチジンが、細菌により分解されて生成される
　②　ヒスタミンは、加熱により分解されない

問20　出血及び止血法に関する次の記述のうち、誤っているものはどれか。

（1）体内の全血液量は、体重の13分の1程度で、その約3分の1を短時間に失うと生命が危険な状態となる。

（2）動脈性出血は、鮮紅色を呈する拍動性の出血で、出血量が多いため、早急に、細いゴムひもなどを止血帯として用いて止血する。

（3）静脈性出血は、傷口からゆっくり持続的に湧き出るような出血で、通常、直接圧迫法で止血する。

（4）内出血は、胸腔、腹腔などの体腔内や皮下などの軟部組織への出血で、血液が体外に流出しないものである。

（5）間接圧迫法は、出血部位より心臓に近い部位の動脈を圧迫する方法で、それぞれの部位の止血点を指で骨に向けて強く圧迫するのがコツである。

問20 （2）

この問題は、「出血時の救急措置」の知識を問う問題である。止血帯にゴムひもや針金のような幅の狭い物を用いると、神経や皮下組織を損傷させる。

■ **重要ポイント**

■ **止血帯とはどのような物か確認しておく。**

止血帯はひもではなく、3cm以上の幅がある帯である

関連問題：R3. 4. 問17　R3. 10. 問16

過去の公表問題の重要ポイント
（1）動脈性出血の時の方法……H22. 10. 問19 　　まずは直接圧迫法、太い動脈が切れたような場合は止血帯法
（2）一般市民が行う応急手当……H25. 10. 問20 　　直接圧迫法が推奨されている
（3）長時間医師に引き継げない時の措置……R1. 10. 問17 　　止血帯を施した後、長時間医師に引き継げなく30分以上続ける時は、30分ごとに出血点から血液がにじむ程度に1〜2分間ゆるめる
（4）生命が危険な状態となる血液量……H28. 10. 問17 　　全血液量の約3分の1を短時間に失うと生命が危険
（5）動脈性出血と静脈性出血の違い……H29. 10. 問17 　①　動脈性出血……拍動性で鮮紅色を呈し、出血量が多い 　②　静脈性出血……浅い切り傷に見られ、傷口からゆっくり、とぎれることなくあふれるような出血

■ 労働生理 ■

問21　次のうち、正常値に男女による差がないとされているものはどれか。

（1）赤血球数

（2）ヘモグロビン量

（3）白血球数

（4）基礎代謝量

（5）ヘマトクリット値

問21　（3）

この問題は、「血液系」の知識を問う問題である。血液中の有形成分中、赤血球数のみ男女差がある。

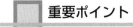
重要ポイント

有形成分の数の男女差を確認しておく。

赤血球数は男女差があるが、白血球数と血小板数に男女差はない

関連問題：R3. 4. 問26　R4. 4. 問25　R4. 10. 問28

過去の公表問題の重要ポイント

（1）血漿中の代表的な成分……R1. 10. 問26
　アルブミン……血液の浸透圧の維持に関与している
　グロブリン……免疫物質の抗体を含む

（2）凝固と凝集……H23. 4. 問26
　①　任意の2人の血液を混ぜると、赤血球が互いに集合する現象を起こすことがある。これを凝集という
　②　血液が血管の外に出ると、血漿中に含まれるフィブリノーゲンがフィブリンに変化し、血球と結合して凝固する

（3）リンパ球のそれぞれの役割……H23. 10. 問26
　Bリンパ球……抗体を産生する
　Tリンパ球……細菌や異物を認識する

（4）ヘマトクリットの定義……H29. 4. 問25
　血液の容積に対する赤血球の相対容積比

（5）貧血の場合のヘマトクリット値の変化……R2. 4. 問27
　貧血になるとヘマトクリット値は低くなる

（6）全血液に占める赤血球の割合……H30. 4. 問21
　赤血球は、全血液の体積の約40%を占めている

（7）ABO式血液型……H31. 4. 問24
　①　ABO式血液型は、赤血球の血液型分類
　②　A型の血清は抗B抗体を、B型の血清は抗A抗体を、またO型の血清は両方の抗体を持つ。AB型の血清はいずれの抗体も持たない

問22　心臓の働きと血液の循環に関する次の記述のうち、誤っているものはどれか。

（1）心臓の中にある洞結節（洞房結節）で発生した刺激が、刺激伝導系を介して心筋に伝わることにより、心臓は規則正しく収縮と拡張を繰り返す。

（2）体循環は、左心室から大動脈に入り、毛細血管を経て静脈血となり右心房に戻ってくる血液の循環である。

（3）肺循環は、右心室から肺静脈を経て肺の毛細血管に入り、肺動脈を通って左心房に戻る血液の循環である。

（4）心臓の拍動は、自律神経の支配を受けている。

（5）大動脈及び肺静脈を流れる血液は、酸素に富む動脈血である。

問22　（3）

　この問題は、「循環器系」の知識を問う問題である。心臓から拍出される血液を送る血管を動脈といい、心臓に戻る血液を送る血管を静脈という。基本として、全身の血液の流れを、参考書できちんと押さえておく必要がある。また、動脈血と静脈血の違いを確認しておくこととともに、動脈と動脈血という言葉の違い、ならびに静脈と静脈血という言葉の違いもよく確認しておく。

重要ポイント

動脈と静脈の違いを確認しておく。

①　動脈……心臓から拍出された血液を送る血管
②　静脈……心臓に戻る血液を送る血管

関連問題：R3. 10. 問22　　R4. 4. 問22　　R4. 10. 問22

過去の公表問題の重要ポイント

（1）心筋の分類……H21. 10. 問22
　心筋は横紋筋（骨格筋）であるが、自ら動きを調節できないので不随意筋である

（2）心臓を動かす刺激……H22. 10. 問22
　心臓の中の洞房結節と呼ばれるペースメーカーが刺激を発している

（3）動脈血と静脈血の働きの違い……R1. 10. 問22
①　動脈血（肺から全身の細胞まで）……生体の諸器官に酸素と栄養物を供給する
②　静脈血（全身の細胞から肺まで）……生体の諸器官で生じた老廃物・有害物質・分解物質を除去し、呼吸によって生じた二酸化炭素を運搬する

問23　呼吸に関する次の記述のうち、誤っているものはどれか。

（1）呼吸運動は、横隔膜、肋間筋などの呼吸筋が収縮と弛緩をすることにより行われる。

（2）胸腔の容積が増し、内圧が低くなるにつれ、鼻腔、気管などの気道を経て肺内へ流れ込む空気が吸気である。

（3）肺胞内の空気と肺胞を取り巻く毛細血管中の血液との間で行われるガス交換を外呼吸という。

（4）通常の呼吸の場合の呼気には、酸素が約16％、二酸化炭素が約４％含まれる。

（5）身体活動時には、血液中の窒素分圧の上昇により呼吸中枢が刺激され、１回換気量及び呼吸数が増加する。

問23 （5）

　この問題は、「呼吸器系」の知識を問う問題である。呼吸中枢は、血液中の二酸化炭素（CO_2）が増加し、酸素が減ると刺激を受ける（血液中のpH値が関係している）。そしてその結果、呼吸が深くなる。

重要ポイント

呼吸中枢に刺激を与える条件を確認しておく。

呼吸中枢は血液中の二酸化炭素（CO_2）が増加し、酸素（O_2）が減少すると刺激を受ける

関連問題：R3.10.問24　R4.4.問21　R4.10.問21

過去の公表問題の重要ポイント

（1）吸気と呼気のメカニズム……H21.10.問21
　吸気……胸郭内容積が増して内圧が低くなる
　呼気……胸郭内容積が減って内圧が高くなる

（2）外呼吸と内呼吸……H26.10.問21
　①　外呼吸（肺呼吸）……肺胞内での空気中の酸素と血液中の二酸化炭素のガス交換
　②　内呼吸（組織呼吸）……全身の毛細血管中の血液が各組織細胞に酸素を渡して二酸化炭素を受け取るガス交換

（3）呼吸運動のメカニズム……H29.4.問23
　横隔膜や肋間筋などの呼吸筋が収縮、弛緩することで呼吸運動は行われている

（4）呼吸中枢の存在する場所……H27.10.問23
　呼吸中枢は延髄にある

問24　消化器系に関する次の記述のうち、誤っているものはどれか。

（1）三大栄養素のうち、糖質はブドウ糖などに、蛋白質はアミノ酸に、脂肪は脂肪酸とグリセリンに、酵素により分解され、吸収される。

（2）無機塩及びビタミン類は、酵素による分解を受けないでそのまま吸収される。

（3）胆汁はアルカリ性で、蛋白質を分解するトリプシンなどの消化酵素を含んでいる。

（4）胃は、塩酸やペプシノーゲンを分泌して消化を助けるが、水分の吸収はほとんど行わない。

（5）吸収された栄養分は、血液やリンパによって組織に運搬されてエネルギー源などとして利用される。

問24 （3）

この問題は、「消化器系」の知識を問う問題である。胆汁はアルカリ性の消化液で、酵素は含まないが、食物中の脂肪を乳化させ、脂肪分解の働きを助ける。

重要ポイント

胆汁を確認しておく。

胆汁はアルカリ性の消化液で、酵素は含まないが、食物中の脂肪を乳化させ、脂肪分解の働きを助ける

関連問題：R3.4.問22　R3.4.問24　R3.10.問23　R4.4.問24　R4.4.問26
　　　　　R4.10.問29　R4.10.問30

過去の公表問題の重要ポイント
（1）3大栄養素それぞれの分解に関わる消化酵素……R2.4.問24
① トリプシン、ペプシン：タンパク質を分解する消化酵素
② リパーゼ：脂肪を分解する消化酵素
③ アミラーゼ：糖質（炭水化物）を分解する消化酵素
（2）膵液に含まれている消化酵素……R1.10.問24
膵液にはトリプシン、リパーゼ、アミラーゼなどの消化酵素が含まれている

問25　体温調節に関する次の記述のうち、正しいものはどれか。

（1）寒冷な環境においては、皮膚の血管が拡張して血流量を増し、皮膚温を上昇させる。

（2）暑熱な環境においては、内臓の血流量が増加し体内の代謝活動が亢進することにより、人体からの熱の放散が促進される。

（3）体温調節のように、外部環境が変化しても身体内部の状態を一定に保つ生体の仕組みを同調性といい、筋肉と神経系により調整されている。

（4）体温調節中枢は、小脳にあり、熱の産生と放散とのバランスを維持し体温を一定に保つよう機能している。

（5）熱の放散は、ふく射（放射）、伝導、蒸発などの物理的な過程で行われ、蒸発によるものには、発汗と不感蒸泄がある。

問25 （5）

　この問題は、「環境条件による人体機能の変化」の知識を問う問題である。熱の放散は、「放射（輻射）」、「伝導」、「対流」、「蒸発」の４つの物理現象によって行われている。人間は、発汗の他に呼気からも水分を蒸発させている。これを不感蒸泄と呼ぶ。

重要ポイント

熱の放散現象、ならびに水分の蒸発現象を確認しておく。

① 熱の放散現象………………放射、伝導、対流、蒸発
② 人体からの水分の蒸発……発汗、不感蒸泄

関連問題：R3.10.問29　R4.4.問23　R4.10.問23

過去の公表問題の重要ポイント

（1）体温調節中枢の位置……H21.10.問29
　体温調節中枢は間脳の視床下部にある

（2）恒常性（ホメオスタシス）とは……H22.10.問30
　外部環境が変化しても身体内の状態を一定に保とうとする生体の仕組み

（3）高温環境下、ならびに低温環境下の身体の変化……H29.4.問30
　高温環境下……体表面の血流量が増加し、体内の代謝活動が抑制される
　低温環境下……体表面の血流量が減少し、体内の代謝活動が増加する

問26　腎臓又は尿に関する次のAからDの記述について、誤っているものの組合せは（1）〜（5）のうちどれか。

A　ネフロン（腎単位）は、尿を生成する単位構造で、1個の腎小体とそれに続く1本の尿細管から成り、1個の腎臓中に約100万個ある。

B　尿の約95％は水分で、約5％が固形物であるが、その成分は全身の健康状態をよく反映するので、尿検査は健康診断などで広く行われている。

C　腎機能が正常な場合、糖はボウマン嚢（のう）中（こ）に濾し出されないので尿中には排出されない。

D　腎機能が正常な場合、大部分の蛋（たん）白質はボウマン嚢中に濾し出されるが、尿細管でほぼ100％再吸収されるので、尿中にはほとんど排出されない。

（1）A，B
（2）A，C
（3）A，D
（4）B，C
（5）C，D

問26 （5）

　この問題は、「腎臓・泌尿器系」の知識を問う問題である。腎臓の各部位の働きを、参考書の図も参考にしながら確認しておきたい。

重要ポイント

腎臓の各部位の働きを確認しておく。

① 糸球体……血液中の血球とタンパク質以外の成分をボウマン嚢に濾過
② 尿細管……原尿中の水分、電解質、糖、アミノ酸、ビタミンCを血液中に再吸収

重要ポイント

尿の特徴を確認しておく。

淡黄色の液体で、固有の臭気を有し、通常弱酸性である

関連問題：R3. 4. 問25　R3. 10. 問25　R4. 4. 問30　R4. 10. 問25

過去の公表問題の重要ポイント

腎臓の機能検査項目……H21. 10. 問27
　腎機能が低下すると血液中の尿素窒素量、ならびに尿中の蛋白量が増える

問27　筋肉に関する次の記述のうち、正しいものはどれか。

（1）横紋筋は、骨に付着して身体の運動の原動力となる筋肉で意志によって動かすことができるが、平滑筋は、心筋などの内臓に存在する筋肉で意志によって動かすことができない。

（2）筋肉は神経からの刺激によって収縮するが、神経より疲労しにくい。

（3）荷物を持ち上げたり、屈伸運動を行うときは、筋肉が長さを変えずに外力に抵抗して筋力を発生させる等尺性収縮が生じている。

（4）強い力を必要とする運動を続けていると、筋肉を構成する個々の筋線維の太さは変わらないが、その数が増えることによって筋肉が太くなり筋力が増強する。

（5）筋肉は、収縮しようとする瞬間に最も大きい力を出す。

問27 （5）

　この問題は、「運動器系」の知識を問う問題である。筋肉は、収縮しようとする瞬間に最も大きな力を出す。

 重要ポイント

筋肉が仕事をする時の事実を確認しておく。

① 引き上げることのできる物の重さは、筋肉の太さ（筋線維の数と太さ）に比例
② 物を引き上げる高さは、筋肉の長さ（筋線維の長さ）に比例
③ 収縮しようとする瞬間に最も大きな力を出す
④ 負荷する重さが適当なときに最も仕事量が大きい
⑤ 縮む速さが適当なときに仕事の効率が最も大きい
⑥ 最大筋力は、筋肉の断面積 $1\,cm^2$ あたりの平均値をとると、性差や年齢差がほとんどない

関連問題：R3.4.問30

過去の公表問題の重要ポイント

（1）グリコーゲンの分解……H26.10.問29
　酸素が十分であれば、水と二酸化炭素になる。酸素が十分でないと、分解されずに乳酸になる
（2）筋肉の2通りの収縮の仕方……H28.10.問29
　① 等尺性収縮……筋肉の長さは変わらず筋力の発生がある
　② 等張性収縮……筋肉の長さを変えながら一定の張力で筋力を発生させる
　③ 等張性収縮の分類……筋肉が短縮しながら力を出す短縮性収縮と、引き伸ばされながら力を出す伸縮性収縮がある
（3）反射という現象……H25.10.問28
　無意識に、特定の感覚入力（刺激、例えば膝蓋腱をたたくなど）に対して特定の動作が起こることを反射という

関連するポイント

（1）筋肉の種類
　① 横紋筋（骨に付着）－骨格筋－随意筋（意志によって動かせる）
　② 横紋筋（骨に付着）－心筋－不随意筋（意志によって動かせない）
　③ 平滑筋－内臓筋－不随意筋（意志によって動かせない）
（2）筋肉は神経に比べて疲労しやすい

問28　耳とその機能に関する次の記述のうち、誤っているものはどれか。

（1）耳は、聴覚と平衡感覚をつかさどる器官で、外耳、中耳及び内耳の三つの部位に分けられる。

（2）耳介で集められた音は、鼓膜を振動させ、その振動は耳小骨によって増幅され、内耳に伝えられる。

（3）内耳は、前庭、半規管及び蝸牛の三つの部位からなり、前庭と半規管が平衡感覚、蝸牛が聴覚を分担している。

（4）前庭は、体の回転の方向や速度を感じ、半規管は、体の傾きの方向や大きさを感じる。

（5）鼓室は、耳管によって咽頭に通じており、その内圧は外気圧と等しく保たれている。

問28　（4）

　この問題は、「感覚器系」の知識を問う問題である。体の傾きの方向や大きさを感じるのは内耳の前庭であり、体の回転の方向や速度を感じるのは内耳の半規管である。このような平衡感覚器は、いずれも内耳にある。また内耳には、聴覚をつかさどる蝸牛もある。

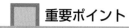

重要ポイント

内耳のそれぞれの器官の役割を確認しておく。

（1）平衡覚
　　①　前庭………体の傾き方向、大きさを感じる
　　②　半規管……体の回転方向、速度を感じる
（2）聴覚……蝸牛が聴覚をつかさどる

関連問題：R3.4.問27　R3.10.問27　R4.4.問27　R4.10.問26

過去の公表問題の重要ポイント

（1）温度感覚の特徴……H23.10.問27
　一般に冷覚の方が温覚よりも鋭敏である

（2）水晶体の役割……R1.10.問27
　①　厚さを変えることで、異なる距離にある物体の像を網膜上に結像させる
　②　近くを見る時は厚くなり、遠くを見る時は薄くなる

（3）音の伝達の流れ……H25.4.問29
　外耳道　→　鼓膜　→　耳小骨　→　蝸牛　→　蝸牛神経

（4）網膜の視細胞の機能……R2.4.問22
　錐状体は色を感じ、杆状体は明暗を感じる

問29　睡眠などに関する次の記述のうち、誤っているものはどれか。

（1）睡眠は、睡眠中の目の動きなどによって、レム睡眠とノンレム睡眠に分類される。

（2）甲状腺ホルモンは、夜間に分泌が上昇するホルモンで、睡眠と覚醒のリズムの調節に関与している。

（3）睡眠と食事は深く関係しているため、就寝直前の過食は、肥満のほか不眠を招くことになる。

（4）夜間に働いた後の昼間に睡眠する場合は、一般に、就寝から入眠までの時間が長くなり、睡眠時間が短縮し、睡眠の質も低下する。

（5）睡眠中には、体温の低下、心拍数の減少などがみられる。

問29 （2）

　この問題は、「睡眠」の知識を問う問題である。甲状腺ホルモンは交感神経を刺激し、代謝を促進させる働きがある。したがって、交感神経系が優位に働く昼間に分泌が上昇する。

 重要ポイント

甲状腺ホルモンの特徴を確認しておく。

交感神経系が優位に働く昼間に分泌が上昇し、交感神経を刺激して代謝を促進させる

関連問題：R3.10.問30

過去の公表問題の重要ポイント

（1）**基礎代謝量**……H28.10.問30
　基礎代謝量は、睡眠中ではなく、安静で覚醒、横臥の状態で必要な最小限のエネルギー代謝量

（2）**睡眠時の身体の動き**……H24.10.問30
　① 新陳代謝と体温は低下し、心臓の拍動数と呼吸量は減少
　② 副交感神経が優位に働く（消化管の運動は亢進）

（3）**レム睡眠、ノンレム睡眠**……R1.10.問30
　① レム睡眠…………眠っていても眼球が動いている眠りの浅い状態
　② ノンレム睡眠……眼球が動かない眠りで、ぐっすり寝ている状態

問30　ヒトのホルモン、その内分泌器官及びそのはたらきの組合せとして、
　　　誤っているものは次のうちどれか。

	ホルモン	内分泌器官	はたらき
（1）	コルチゾール	副腎皮質	血糖量の増加
（2）	アルドステロン	副腎皮質	血中の塩類バランスの調節
（3）	パラソルモン	副腎髄質	血糖量の増加
（4）	インスリン	膵臓	血糖量の減少
（5）	メラトニン	松果体	睡眠の促進

問30 （3）

　この問題は、「内分泌系」の知識を問う問題である。バランス調節に関係するホルモンを整理しておきたい。体内のカルシウムバランスの調節に関係するホルモンは、パラソルモンである。

■ 重要ポイント

バランス調節に関係するホルモンを確認しておく。

① アルドステロン……副腎皮質から分泌。体液中の塩類バランスの調節の働き
② パラソルモン（もしくはパラトルモン）……副甲状腺から分泌。体内のカルシウムバランスの調節の働き

関連問題：R4. 4. 問28　R4. 10. 問24

過去の公表問題の重要ポイント

血糖に関係するホルモン……H31. 4. 問28
（1）血糖上昇に関係するホルモン
　　① アドレナリン……副腎髄質から分泌
　　② コルチゾール……副腎皮質から分泌
　　③ グルカゴン………膵臓から分泌

（2）血糖低下に関係するホルモン
　　インスリン………膵臓から分泌

【編著者紹介】

田中通洋（たなか・みちひろ）

労働安全コンサルタント（化学）、労働衛生コンサルタント（労働衛生工学）
【担当】労働衛生、労働生理

小室文菜（こむろ・あやな）

特定社会保険労務士
【担当】関係法令

第二種衛生管理者免許試験対策

合格水準問題集　2023年度版

2023年2月28日　初版発行

編 著 者　　田中通洋、小室文菜

発　　　行　　公益社団法人 全国労働基準関係団体連合会
　　　　　　　〒101-0047　東京都千代田区内神田1-12-2
　　　　　　　　　　　　　　三秀舎ビル6階
　　　　　　　　　TEL03（5283）１０３０
　　　　　　　　　FAX03（5283）１０３２
　　　　　　　〔HOMEPAGE〕https://www.zenkiren.com/

発 売 元　　労 働 調 査 会
　　　　　　　〒170-0004　東京都豊島区北大塚2-4-5
　　　　　　　　　TEL03（3915）６４０１
　　　　　　　　　FAX03（3918）８６１８
　　　　　　　〔HOMEPAGE〕https://www.chosakai.co.jp/

ISBN978-4-86319-953-8　C2030　　　　　　　落丁・乱丁はお取替え致します。